You Can Do it!

CDC ガイドラインの使い方

誰でもサッとできる!

感染対策

著 矢野邦夫
浜松医療センター 副院長 兼 感染症内科長

I ♥ CDC!

CDCガイドラインを愛する矢野先生があなただけに教えます!

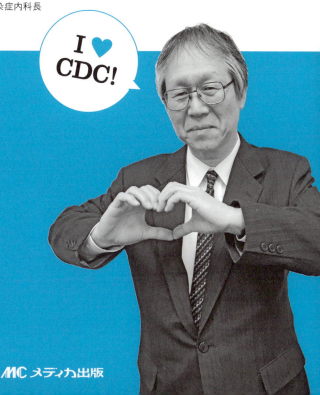

メディカ出版

はじめに

　1996年にCDCが標準予防策を提唱してから、CDCガイドラインは日本の医療現場に怒涛のように流れ込みました。現在、日本の医療施設で行われている感染対策のほとんどがCDCガイドラインや推奨の影響を受けていると言っても過言ではないでしょう。CDCはさまざまな「斬新な推奨」「眼から鱗のような推奨」を公開していますが、それらをよくみてみると、日常的な一般常識の延長線上にあるような気がします。

　医療施設は実に特殊な環境です。人間の体に針を刺したり、メスで切ったり、挙句の果てには人の意識を奪ってしまうような麻酔薬まで使用します。このようなことを日常生活で行ったら、必ず逮捕され、警察のお世話になることと思います。しかし、医療従事者は特殊な環境に長年勤務していることによって、一般の常識からかけ離れてしまい、「常識的ではない常識」にどっぷりと浸かってしまうのです。

　たとえば、靴を購入するときには、靴屋に行って、靴に直接足を入れて、そのサイズに足が合うかどうかを確かめるのが世間の常識です。靴のサイズが足に比較して大きければ歩きにくく、容易に靴擦れするでしょう。逆に、小さければ、足が痛くなってしまいます。かならず、足にフィットするかどうかの確認をします。しかし、結核対策で用いるN95マスクが顔面にフィットしているかどうかを確かめない医療施設が数多くあるのです。N95マスクは、マスクと顔面の隙間から空気が流れ込めば、結核、麻疹、水痘などの病原体が入り込んでしまいます。それを避けるためにフィットテストするのですが、それを実施していないのです。

　道路工事や建築現場で仕事をしている人々は材木やコンクリートなどによって足が傷つけられないように安全靴を装着しています。夏の暑い日や梅

雨時のジメジメしているときでも、靴の中が蒸れるといってスリッパで仕事をすることはありません。しかし、手術室では「長時間の手術をするから靴を履いていると足が蒸れる。スリッパがよい！」などといって足を守ろうとしない医療従事者が数多くいるのが現状です。手術室は血液が滴り落ち、メスなどの鋭利物が足に落下する危険な区域であるにもかかわらず、足を無防備にしてしまうのです。

　このような一般常識から懸け離れた「医療施設の常識」を本来あるべき姿に引き戻したいと考えました。それが本書の目的の1つです。そのために、各項目の冒頭に一般的な話や物語を記述し、一般常識を保ったままCDCガイドラインの重要ポイントを紹介するようにしました。

　本書の目的にはもう1つあります。それは、これから感染対策を始めようと思っている方々に一気にCDCガイドラインを紹介してしまおうということです。漫画本や週刊誌などを読むような気軽さで読み始め、読み終わったときにはCDCガイドラインの重要部分が理解されているという状況にしたいのです。CDCは数十年をかけて、ガイドラインを数多く公開しています。それらすべてを読破することなど不可能です。しかし、感染対策を実施していくためにはCDCガイドラインの基本的な考え方は理解しておかなければなりません。そのための一助となることも本書の目的となっています。

　最後に、このような企画を提示してくださったメディカ出版の井奥氏に心から感謝の意を表します。また、浜松医療センターの感染対策を担当し、CDCガイドラインの実践に全力を尽くしている衛生管理室（感染対策室）のスタッフに深謝の意を表します。

平成30年12月吉日
浜松医療センター 副院長 兼 感染症内科長
矢野邦夫

CDC ガイドラインの使い方

誰でもサッとできる！

感染対策

You Can Do it!

Contents

はじめに ……………………………………………………………… 2

1 SSIガイドライン

Point of View 1 期末試験の勉強はいつ始める？ ……………………… 12
［予防抗菌薬の投与はいつ開始する？］

Point of View 2 期末試験の勉強はいつまで続ける？ …………………… 14
［予防抗菌薬の追加投与はいつまで続ける？］

Point of View 3 今日の体重、どこまで許せる？何kgから～何kgまで？ … 15
［周術期の血糖の目標値は？］

Point of View 4 庭の草取りをしていて、蚊に刺されても平気？ ……… 17
［人間の体内の異物］

Point of View 5 シャワーや入浴を我慢すると風邪を引かない？ ……… 19
［創部を消毒しても大丈夫？］

2 血管内カテーテルガイドライン

- **Point of View 1** 公衆トイレには掃除専門のスタッフが常駐すべきか？ ……… 24
  [血管内カテーテルの交換の頻度は？]
- **Point of View 2** 電車に乗車するときには、自宅を何時に出発したらよいか？ … 29
  [クロルヘキシジンの濃度はどうすればいい？]
- **Point of View 3** スケルトン製品は人気がある！ ……………………………… 31
  [カテーテルの挿入部位を観察しよう]
- **Point of View 4** ラーメンのどんぶりはどのようにして洗う？ ……………… 33
  [輸液ラインのアクセス部分の消毒はどうする？]
- **Point of View 5** 車の運転中に信号が赤になったら、停まれ！ ……………… 35
  [マキシマル・バリアプリコーションは必要！]

3 ノロウイルスアウトブレイクのガイドライン

- **Point of View 1** ボルダリングとノロウイルスの関係は？ …………………… 40
  [ノロウイルス免疫]
- **Point of View 2** ノロウイルスのキーワードは「48時間」………………… 42
  [ノロウイルス胃腸炎と接触予防策]

4 尿道カテーテルガイドライン

- **Point of View 1** 冷蔵庫を定期的に買い替えない ……………………………… 46
  [尿道留置カテーテルは定期交換する？]
- **Point of View 2** そうめんやキャベツは細いほうが美味しい ………………… 48
  [尿道カテーテルは細いほうがいい]
- **Point of View 3** 砂埃のなかを運転するときには窓を閉める ………………… 50
  [尿道留置カテーテルは閉鎖式？]
- **Point of View 4** 水が淀むとゴミが溜まる ……………………………………… 52
  [カテーテルやチューブ内の尿流は停滞させない]
- **Point of View 5** 三種の神器！ ………………………………………………… 54
  [尿道留置カテーテルは便利だけど……]

5 隔離予防策ガイドライン

- **Point of View 1** 人を見たら泥棒と思え！ …… 58
  [標準予防策をすべての人に！]
- **Point of View 2** 大型台風が来たら、家の補強をしよう！ …… 60
  [感染経路別予防策は標準予防策に加えよう！]
- **Point of View 3** 未来を予測しよう！ 占いは当たるか？ …… 62
  [標準予防策では曝露の予想が必要！]
- **Point of View 4** 秋刀魚を食べるとき、飼い犬の散歩のとき …… 64
  [個人防護具の使用後の処理が大変だ！]
- **Point of View 5** 空気を読む人、作る人とは？ …… 67
  [空気感染隔離室では空気の管理が必要]

6 結核ガイドライン

- **Point of View 1** ベジタリアンとペスクタリアンとは？ …… 70
  [結核菌は空気感染しかしない（つまりビーガン的）]
- **Point of View 2** フィットテストとシールチェック …… 73
  [フィットテストとシールチェックって何？]
- コラム フィットテスト …… 74
- **Point of View 3** 空気感染隔離室＝トイレ？ …… 76
  [空気感染隔離室って？]
- **Point of View 4** 芽を摘む …… 78
  [潜在性結核感染の治療のターゲットは？]
- コラム 潜在性結核感染の治療 …… 80

7 院内肺炎ガイドライン

- **Point of View 1** 野山の露（＝人工呼吸器の結露）は汚い？ …… 84
  [結露は汚い！]
- **Point of View 2** 挿管時のチューブ内の分泌物＝2階のトイレの汚水？ …… 86
  [分泌物の取り扱いは厳重に！]

Point of View 3	アフリカ旅行時の発熱＝ICUでの発熱 …………… 89
	［ICUには耐性菌がウヨウヨ］
Point of View 4	周囲の人々から嫌われる人とは？ ……………… 91
	［気管内挿管は感染対策では嫌われている］
Point of View 5	ゴルフの腕前は練習回数に比例する？ ……………… 92
	［人工呼吸器の呼吸回路は定期交換しない！］

8 環境制御ガイドライン

Point of View 1	「手指の接触面」はシンプル・イズ・ベスト ……… 98
	［環境表面の分類は簡単に］
コラム	選挙の候補者 …………………………………… 100
Point of View 2	キウイやスイカは野菜？ 果物？ ……………… 101
	［医療器具を三つに分類しよう］
Point of View 3	あなたのストーブは何畳用？ ………………… 103
	［アルコールの消毒範囲は狭い！］
Point of View 4	子どもが鼻血を出しても慌てない ……………… 105
	［血液が床にこぼれたとき］
Point of View 5	カーペットには微生物が潜んでいる！ ……………… 106
	［病院の床のカーペット］

9 手指衛生ガイドライン

Point of View 1	森林公園のトイレの悲劇 ……………………… 112
	［正しい手指衛生とは］
Point of View 2	外科医は料理をしてはならない ……………… 115
	［手術時手洗いはアルコールで！］
コラム	指輪が外せない ………………………………… 118

10 透析ガイドライン

Point of View 1	人は城、人は石垣、人は堀 …………………… 120
	［透析室のHBV感染対策は厳重に！］

- Point of View 2　新幹線のトイレの床に直接座ることができる?　………　125
  ［「標準予防策」と「透析室の感染対策」］
- Point of View 3　的外れな対策とは?　……………………………………　127
  ［透析室のHCV、HIV対策は適切に!］

11 血液曝露ガイドライン群

- Point of View 1　いつまでも若くない!　………………………………　133
  ［若い人はHBs抗体を獲得しやすい］
- Point of View 2　増税と一発屋芸人　……………………………………　134
  ［HBVワクチンのブースト］
- Point of View 3　HBV ワクチンは昔取った杵柄　………………………　137
  ［HBs抗体価が低下しても大丈夫］
- コラム　数学の天才少年　……………………………………………………　140
- Point of View 4　感染した医師は原因を思い起こすことができない　……　141
  ［知らない間のHBV曝露］
- Point of View 5　コンサート入場までの道のりとHBVの針刺し対策　……　143
  ［HBVの曝露後の対応］
- Point of View 6　選択肢は一つのほうがいい　……………………………　147
  ［HIVの曝露後予防は1種類だけ!］
- Point of View 7　なんでも短いほうがいい!　……………………………　149
  ［HIVのフォローアップ期間は短めに!］
- コラム　HIV スクリーニング検査のウインドウ期　…………………………　151

12 インフルエンザワクチン推奨群

- Point of View 1　何でも割り勘がよい!　…………………………………　156
  ［重症卵アレルギーとインフルエンザワクチン］
- Point of View 2　母から子どもへの0歳のプレゼント　…………………　159
  ［母親から新生児への最大のプレゼントは免疫である］
- Point of View 3　二兎を追う者は一兎をも得ず　…………………………　162
  ［小児へのインフルエンザワクチン］

The ultimate guide on how to use CDC guidelines

1

SSI ガイドライン

| 通称名 | SSI ガイドライン |
| 正式名称 | 手術部位感染の予防のためのガイドライン，2017[1] |

　1999年に公開された「手術部位感染予防のためのガイドライン，1999」[2]の改訂版です。このガイドラインは、外科手術全般の手術部位感染（surgical site infection，SSI）の予防のための勧告を含む「コアセクション」と人工関節置換術に適用される勧告を含む「人工関節置換術セクション」によって構成されています。

Point of View 1　期末試験の勉強はいつ始める？

　中学生や高校生のとき、学校では中間試験や期末試験などがありました。少しでも良い成績を獲得するために試験勉強をするのですが、年間を通じて勉強することはありません。「一夜漬け」という方針の友達もいましたが、覚える内容が多いと、一夜漬けでは時間が足りません。そのため、試験日の1週間ほど前から勉強することが多かったように思います。「もっと早くから勉強すればよいのに！」と言われるかもしれませんが、あまり早く勉強を始めてしまうと、試験日までに忘れてしまいます。体力も消耗してしまいます。逆に、試験日の1〜2日前から勉強を始めると時間がなく間に合いません。とにかく、「試験の当日に脳の中に最も大量の情報が詰め込まれる」という状況を作り出したいのです。

　ただ、いつから勉強を始めれば最適なタイミングになるのかというのは個人差があると思います。ある高校生は記憶が比較的保てるので、少し早めから勉強するかもしれません。別の高校生は記憶の維持時間が短いので試験直前から勉強を開始する必要があるかもしれません。これは個々に対応するのがベストと思います。

［予防抗菌薬の投与はいつ開始する？］

　手術における予防抗菌薬の投与開始のタイミングもこれに似ていると思います。「予防抗菌薬は切開がなされたときに、血清および組織での抗菌薬の殺菌濃度が確保されるようなタイミングで投与する」というのは、まさしく、切開時での抗菌薬濃度を最大にすることを目的とした投与法です。手術の4～5時間も前に抗菌薬投与を開始してしまえば、切開時には濃度は低下してしまいます。逆に、切開直前（1～2分前）に開始すると血中濃度が上がってきません。

　それでは、投与は手術前のどのようなタイミングで始めればよいのでしょうか？　それは抗菌薬によって異なります。半減期の短い抗菌薬は切開に近づけたタイミングがよいでしょう。半減期が長ければ、1時間以上前に投与を開始しても大丈夫です。とにかく、手術切開時に血清および組織での抗菌薬が殺菌濃度になるようなタイミングで開始するのです。

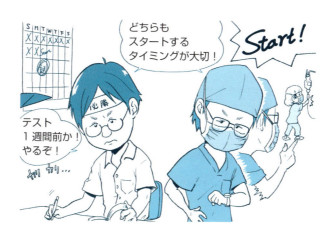

> **! Point** 手術切開がなされたときに、血清および組織での抗菌薬の殺菌濃度が確保されるようなタイミングで抗菌薬を投与する。

Point of View 2　期末試験の勉強はいつまで続ける?

　引き続き、期末試験のお話となります。中学生や高校生は勉強するのが仕事だろうと言う人もいるかもしれません。しかし、スポーツも楽しみたいし、趣味にも時間を割きたいのです。もちろん、勉強が趣味の方は常日頃から勉強していてもよいかもしれませんが、試験勉強を趣味にする人はいないでしょう。

　期末試験でベストな点数を獲得するために、どのようなタイミングから試験勉強を始めるかについては、すでに述べたように「試験当日に最も記憶が残るタイミング」ということでした。数学、漢文、世界史といった試験が続くとき、各科目の試験の前の短い休憩時間であっても教室で教科書や参考書を取り出して勉強していました。とにかく、試験期間が終わるまでは勉強していたと思います。期末試験が終わってから試験勉強をしても良い点数は得られません。試験勉強は終えて、スポーツや趣味といった健康の増進や生活の質（QOL）の向上に努めましょう。「試験勉強は試験期間に最高の記憶を保つことを目的としており、試験が終わってからの知識の温存を目的としていない」ということは明らかなことです。

［予防抗菌薬の追加投与はいつまで続ける？］

　このような考え方は、予防抗菌薬の追加投与にも当てはまります。2016年、世界保健機関（World Health Organization, WHO）は手術部位感染ガ

イドラインを公開し、「予防抗菌薬は手術部位が手術中の汚染に曝露する前に投与することによって、手術部位感染を防ぐことが目的である。手術後の汚染によって引き起こされる手術部位感染の予防を目的としていない」と記述しました[3]。すなわち、開創しているときに手術部位が細菌に汚染することによって感染が引き起こされるのを防ぐことを目的としているのが予防抗菌薬の役目なので、閉創してから投与することは目的から外れてしまうということです。このガイドラインが公開されて以降、CDC[1] および米国外科学会＆米国外科感染症学会（American College of Surgeons and Surgical Infection Society, ACS & SIS）のガイドライン[4] でも同様の記述がされています。そのため、閉創したら、ドレーンが留置されていていても、予防抗菌薬の追加投与をしません。

> **Point** 手術室内で閉創したあとはドレーンが留置されていても、予防抗菌薬を追加投与しない。

Point of View 3　今日の体重、どこまで許せる？何 kg から〜何 kg まで？

　どの家庭でも自宅に体重計があることでしょう。その目的は「本当は計りたくない自分の体重を測定すること」と思います。子どもの成長を確認するために体重計を利用するという健全な使用方法もあるかもしれません。

　通常、体重計に乗るときは、ある程度の覚悟をします。まず、体重計に乗る前に気持ちを整理します。おそらく、「今日の体重は○○ kg 以下であろう」と期待しながら体重計に恐る恐る乗るのではないでしょうか？ このとき、予想体重よりも実測値が少なければ安心しますが、予測体重を大きく上回ってしまうとメンタルに落ち込んでしまいます。そのため、年末年始のように

運動せずに大量に食事したあとしばらくは体重計に乗らないという方針を採用している方も多くいます。この許容体重は人によって異なります。10人が全員同じ上限体重を設定していることはありません。「これまでの経験」「友人からの助言」「週刊誌」などから得た情報を参考にして、独自に体重設定をしていることと思います。その設定範囲は人によって異なり、大雑把に「体重の目標は、だいたい○○ kg 未満であればいい」という人や、詳細に「目標体重は○○.○ kg～△△.△ kg にしたい」と設定している人などさまざまと思います。

[周術期の血糖の目標値は？]

周術期の血糖コントロールもこれに似たところがあります。血糖値が高いと人間の組織は病原体に脆弱になるので、一定レベル以下にしたいのですが、その血糖値はどの程度なのでしょうか？

CDCは血糖の目標レベルを「200 mg/dL 未満」に設定していますが、このような血糖の範囲はガイドラインによってさまざまです。

米国医療疫学学会（Society for Healthcare Epidemiology of America, SHEA）は糖尿病の有無にかかわらず、周術期の血糖は180mg/dLとしており、HbA1cも7%未満にするように勧告しています[5]。ACS & SISは、すべての患者において血糖値を110～150mg/dL（心臓手術については180mg/dL 未満）にするように勧告しています。そして、110mg/dL 未満にすることは有害事象や低血糖を増加させ、SSIを減少させないため推奨しないとしました。また、周術期の血糖コントロールは長期よりも短期のほうが重要であるということで、HbA1cについては目標値を設定していません[4]。

Point 周術期の血糖コントロールを実施し、糖尿病の有無にかかわらず、血糖の目標レベルを 200 mg/dL 未満にする。

Point of View 4 庭の草取りをしていて、蚊に刺されても平気?

　夏や秋に庭の草取りをしていると蚊に刺されてしまいます。しかし、草取りをしないと庭に雑草の森が形成されてしまいます。そのため、蚊と戦いながらの作業となります。草取りをしていると、耳の近くを「ブーン」という嫌な音を立てて飛んでいったり、知らない間に皮膚にとまって血を吸っていたりするので、蚊の対策は徹底しなければなりません。この場合、自分の近くに蚊取り線香を置いたり、虫よけスプレーを体に吹き付けたりといった対処法となります。それでも、蚊に刺されることがあるので困ってしまいます。

　先日、ペルメトリン（虫よけ効果のある種類の菊の成分を人工的に作り出したもの）を繊維に配合したメッシュのパーカーを着て草取りをしてみました。そしたら、まったく刺されなかったのです。ブーンと音を立てて近寄ってくる蚊もいませんでした。このような虫よけ薬を染み込ませた衣類はとても有効だと感じました。そのとき、SSI予防のためのトリクロサンコーティング縫合糸を思い出したのです。

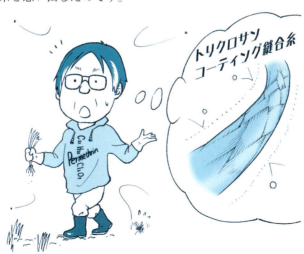

[人間の体内の異物]

　人間の組織は異物が存在しているととても脆弱になります。1999年の手術部位感染予防のためのガイドラインには「手術部位が組織1グラム当たり10^5個を超える数の微生物に汚染されると、SSIの危険性は著明に増加する。しかし、その部位に異物が存在すると、感染を引き起こすのに必要な汚染微生物の数は相当少なくなる（例：絹糸が存在すると組織1グラム当たり100個のブドウ球菌で感染が成立する）」と記載されています[2]。

　縫合糸はヒトの組織にとって異物です。そのため、縫合糸が存在する周辺の組織は感染に脆弱になります。しかし、縫合糸は除去できません。そのため、次善の策としては縫合糸に細菌が増殖できない成分を染み込ませてしまえばよいのです。それがトリクロサンコーティング縫合糸です。歴史的に、これまでのガイドラインはSSIを減らすために抗菌縫合糸を使用することを推奨していませんでした。しかし、現在はその使用を支持する相当数のエビデンスがあるのです[4]。数多くの研究がトリクロサン抗菌縫合糸を使用することによってSSIが減少することを示しています。

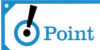 SSI予防にトリクロサンコーティング縫合糸を使用する。

Point of View 5　シャワーや入浴を我慢すると風邪を引かない？

　先日、企業の方とお話ししていて、面白いことを聞きました。海外出張でアフリカに出かけたとき、香港で乗り換えることになりました。香港国際空港には優れたラウンジがあり、シャワーも完備されていたとのことです。しかし、その方はシャワーを浴びずに飛行機を乗り換えたのです。大切な仕事の前だから、風邪を引くわけにはいかない。シャワーを浴びると風邪を引くかもしれないから浴びなかったとのことでした。

　ほとんどの日本人は風呂好きです。おそらく、毎日、入浴かシャワーを利用していることでしょう。特に、夏の暑い時期には汗を体から洗い流したいと強く思うのではないでしょうか？　しかし、風邪を引いたり、発熱したりすると風呂に入ってはいけないと考えている人が相当数いるのです。彼らは風呂好きですが、入浴することによって状況が悪化することを恐れて入浴し

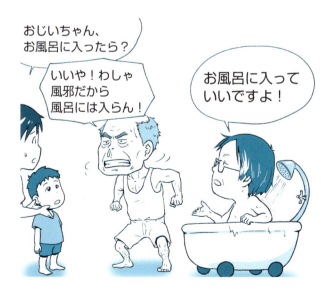

ないのです。風邪を引いていても、熱があっても本当は入浴したいのです。シャワーを浴びたいのです。それを我慢しているのです。しかし、「入浴しないことは風邪予防とはならない」「風邪を引いた状態で入浴しても、風邪の治りが悪くなるというエビデンスはない」ということを知ればきっと入浴することでしょう。子どものころに親から「風邪を引いたら風呂に入っちゃだめよ！」と言われたことが唯一の理由で入浴を避けているだけだからです。

［創部を消毒しても大丈夫？］

　ここで、SSIを予防するために、深部もしくは皮下組織をヨードホール水溶液で消毒することを考えてみたいと思います。手術中に組織が微生物で汚染することは十分にありうることです。それを消毒薬で殺滅することは理にかなっています。しかし、消毒薬によって組織にダメージが与えられて創傷治癒が遅れてしまうのではと心配になり、消毒することを躊躇しているのです。CDCは毒性について、「3件の高レベルのエビデンスはヨードの毒性の危険性は高くないことを示している[6-8]」といっています。また、「2件の研究からの中等度レベルのエビデンスもまた創部治癒の問題はない[6, 9]」としています。すなわち、組織を消毒することによるダメージの心配はないのです。SSIの予防のためにヨードホール水溶液にて深部もしくは皮下組織を術中に消毒してもよいのです。

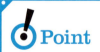

> **Point** SSIの予防のためにヨードホール水溶液にて深部もしくは皮下組織を術中に消毒してもよい。

[引用・参考文献]
1) CDC. Guideline for prevention of surgical site infection, 2017. https://www.cdc.gov/infectioncontrol/guidelines/ssi/index.html
2) CDC. Guideline for prevention of surgical site infection, 1999. https://www.cdc.gov/hai/pdfs/ssiguidelines.pdf
3) WHO. Global guidelines for the prevention of surgical site infection. http://www.who.int/gpsc/global-guidelines-web.pdf
4) Ban, KA. et al. American College of Surgeons and Surgical Infection Society: Surgical site infection guidelines, 2016 Update. J Am Coll Surg. 224 (1), 2017, 59-74.
5) Anderson, DJ. et al. Strategies to prevent surgical site infections in acute care hospitals: 2014 Update. Infect Control Hosp Epidemiol. 35 (6), 2014, 605-27.
6) Rogers, DM. et al. Povidone-iodine wound irrigation and wound sepsis. Surg Gynecol Obstet. 157 (5), 1983, 426-30.
7) Sindelar, WF. et al. Randomised trial of intraperitoneal irrigation with low molecular weight povidone-iodine solution to reduce intra-abdominal infectious complications. J Hosp Infect. 6, 1985, SupplA: 103-14.
8) Sindelar, WF. et al. Intraperitoneal irrigation with povidone-iodine solution for the prevention of intra-abdominal abscesses in the bacterially contaminated abdomen. Surg Gynecol Obstet. 148 (3), 1979, 409-11.
9) Chang, FY. et al. Can povidone-iodine solution be used safely in a spinal surgery? Eur Spine J. 15 (6), 2006, 1005-14.

The ultimate guide on how to use CDC guidelines

2

血管内カテーテルガイドライン

| 通称名 | 血管内カテーテルガイドライン |
| 正式名称 | 血管内カテーテル由来感染予防のためのガイドライン, 2011[1] |

　血管内カテーテルガイドラインは1996年の「血管内器具由来感染の予防のためのガイドライン」[2]、2002年の「血管内カテーテル由来感染の予防のためのガイドライン」[3]、そして、2011年の「血管内カテーテル由来感染予防のためのガイドライン」[1]と改訂されてきました。これらのガイドラインは、中心静脈カテーテルの挿入時のマキシマル・バリアプリコーションの重要性を一貫して強調しています。2011年のガイドラインでは中心静脈カテーテル挿入時には>0.5%クロルヘキシジン含有アルコール製剤で皮膚を消毒することを推奨しています。血管内カテーテル由来感染の予防のためのノウハウが満載のガイドラインです。

Point of View 1　公衆トイレには掃除専門のスタッフが常駐すべきか？

　不潔なトイレでは用を足したくありません。洋式であっても和式であっても、便器や周辺の環境表面に糞尿がベッタリと付着しているようなトイレは使用したくないものです。日本のトイレは比較的管理されているのですが、開発途上国でトイレを使用するときには覚悟しなければなりません。ただし、開発途上国といっても空港のような管理されたところのトイレは、ほとんど汚れていません。

　南アフリカやザンビアに行ったときの空港のトイレには驚きました。モップを持ったトイレ掃除専門のスタッフが常駐しているのです。トイレに入ったときに「Welcome to my office！」などと言われました。彼らはわれわれの動きを細かく監視していて、トイレの手洗いで手を洗ったときに少しでも

手洗い台に水滴が付着すると拭きにくるのです。彼らがトイレの中でずっと立っているので、落ち着いて用を足せない気分になりました。このとき、「常駐はやりすぎだろう。時々見回りに来て汚れたら掃除をすればいいのに！」などと思いました。

　そこで、仕事で頻繁にアフリカに出かけている人に「トイレ掃除専門のスタッフの常駐はどう思うか？」と聞いたことがあります。てっきり、「落ち着いて用が足せないね」などという回答が戻ってくると思ったら、「とても安心できる。日本もそうなればいいのに！」という驚きの回答でした。理由を聞いてみると、「トイレというのは排尿・排便するためだけに行くのではないと思う。気分が不良になったときなどにも行く。もし、心臓病や脳出血などで気分が悪くなってトイレに入って倒れた場合、どうしたらよいかを考えたこと、ない？夜間の日本の高速道路のトイレなどでは誰もいない。何かあっても誰も助けてくれない。その点、アフリカの空港のトイレは安心だ。すぐに、助けてくれる」というものでした。いろいろな意見があると思いましたが、日本の公共トイレすべてにスタッフを常駐させることはできないの

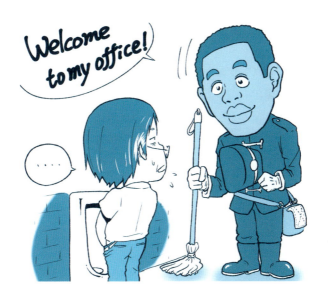

で、緊急時のボタンで対応するのが現状と思います。いずれにしても、過剰というのは必ずしもよいものではありません。これは血管内カテーテルの交換の頻度についてもいうことができます。

［血管内カテーテルの交換の頻度は？］

　カテーテルは人体にとって異物です。異物には病原体が付着しやすく、感染源になりやすいので十分な対応が必要です。そのような対応の一つに、「感染源になる前にカテーテルを交換する」というものがあります。もちろん、このような対応はよいのですが、それを実行する場合、どのような頻度で交換すればよいのかという問題に直面することになります。「毎日？ 隔日？ 数日ごと？ 週1回？」などから一つ選ばなければなりません。どうしたらよいのでしょうか？

　このような場合、一歩ずつ「石橋を叩いて渡る」というのがよいと思います。ヒトの血管内にカテーテルという異物を留置しているのですから、用心のうえにさらに用心を重ねて対応するのは当然のことと思います。最初は頻回に交換しておき、感染源にならないことを確認しつつ、交換間隔を空けていくという戦略がよいのです。

　交換の間隔を空けることには、3つのメリットがあります。1つ目は「皮膚穿刺による患者の疼痛を減らすことができる」ということです。刺入部に発赤も疼痛もない患者であっても、定期的にカテーテルを抜去され、そして新しいカテーテルを挿入されるのです。その度に皮膚が穿刺されて痛いのです。交換頻度を減らせば、疼痛を経験する回数も減ります。

　2つ目は「スタッフのマンパワーの節約ができる」ということです。日常業務で多忙なところに、発赤も疼痛もない患者の血管内カテーテルを交換するという業務を上乗せすることは、多忙さに拍車をかけることになります。すべての入院患者での交換回数の削減はまさしくマンパワーの節約となります。

　3つ目は「血管内カテーテルに要する費用が節約できる」というものです。

実際には血管内カテーテルのみが交換されることはなく、輸液ラインも一緒に交換されることがほとんどですが、これを週2回の交換を1回に減らせば、コストは半減します。交換の回数を減らすことはよいことばかりなのです。

●末梢静脈カテーテル

まず、末梢静脈カテーテルの交換頻度から話をしたいと思います。末梢静脈カテーテルでは静脈炎が問題となるので、静脈炎を増加させないという前提で交換間隔を空けていきます。そこで、「72時間ごと vs 必要時の交換」を比較した研究をみてみると、静脈炎の発生率が同じであることが分かりました[4-6]。さらに、「72時間ごと vs 96時間ごと」を比較した研究でも発生率に差がないことが示されました[7]。このようなことから、CDCは「成人では72〜96時間ごとよりも頻回に交換する必要はない」と勧告しました。小児については、カテーテル留置期間が延長されても、静脈炎の発生率は増加しないので[8,9]、「臨床的に必要なときに限り交換する」と勧告されました。実際、小児は血管が細く、穿刺時の挿入部の安定を確保することが困難なので、このような勧告は実践的なものと思います。

> **Point** 末梢静脈カテーテルは、成人では72〜96時間ごとを超える頻度で交換する必要はない。小児では臨床的に必要なときに限り交換する。

●中心静脈カテーテル

それでは中心静脈カテーテルの交換頻度についてはどうでしょうか？ カテーテルを「適宜交換 vs 7日ごとの交換」で比較した研究では、カテーテル由来血流感染の発生率に差がみられなかったのです[10,11]。すなわち、トラブルがない限り、中心静脈カテーテルは交換しなくてもよいのです。CDCは「中心静脈カテーテルをルチーンに交換する必要はない」としています。

中心静脈カテーテルの挿入は末梢静脈カテーテルのように容易ではありません。動脈穿刺してしまうとか、気胸を作ってしまうなどの危険性をつねにもち合わせています。何も症状のない患者の中心静脈カテーテルを定期交換することは実践的ではないのです。

中心静脈カテーテルはルチーンに交換しない。

● 輸液ライン

輸液ラインについてはどうでしょうか？ これについても、72〜96時間ごとよりも頻回にならないように輸液ラインを交換するのが安全で費用効果の高いことを示した研究があります[7, 12-15]。そして、微生物の増殖を助長する液体が使われていなければ、最大7日間安全に使用できることも示されました[16, 17]。そのため、CDCは「輸液ラインは96時間ごとよりも頻回にならないように交換するが、7日ごとには交換する」としています。血液製剤、脂肪乳剤、プロポフォールが使用されれば早期の交換は必要です。

連続使用中の輸液ラインは、96時間ごとよりも頻回にならないように交換するが、少なくとも7日ごとには交換する必要がある。ただし、血液、血液製剤または脂肪乳剤の投与に用いたら、24時間以内に交換する。プロポフォール注入に使用したら6時間または12時間ごとに交換する。

Point of View 2　電車に乗車するときには、自宅を何時に出発したらよいか？

　家から歩いて10分程度のところに駅があるとしましょう。ある日、家族旅行に出かけようということで午前9:00発の電車に乗車することになりました。これに間に合うように、余裕をもって家を「午前8:45」に出発することとしました。しかし、家族の一人がトイレで時間を消耗してしまったため、出発時間が「午前8:46」になってしまいました。1分遅れたということで電車に乗車することを諦めなければならないのでしょうか？ 家を出たあとに早足で歩けば間に合うので諦めることはありません。「午前8:46」でも「午前8:47」でも諦める必要はないのです。それは、家を出発する時間が最終目標ではないからです。最終目標は「午前9:00」の電車に乗ることであり、「午前8:45」に家を出発することではありません。このようなことは、中心静脈カテーテルの挿入時の皮膚消毒に用いるクロルヘキシジン含有アルコール製剤のクロルヘキシジン濃度についてもいうことができます。

[クロルヘキシジンの濃度はどうすればいい？]

　ここでクロルヘキシジン含有アルコール製剤についてお話ししたいと思います。カテーテル由来血流感染について、クロルヘキシジン、ポビドンヨード、アルコールを比較した研究ではクロルヘキシジンに軍配が上がっています[18, 19]。そのため、基本的にはクロルヘキシジンが中心静脈カテーテルの挿入時の皮膚の標準消毒薬となります。そして、CDCは次のように推奨しています。

> **Point** 中心静脈カテーテルの挿入前とドレッシング材交換時には＞0.5％のクロルヘキシジン含有アルコール製剤で皮膚を前処置する。

　このクロルヘキシジンの濃度が気になりませんか？「＞0.5％」というのは「0.5％を超える濃度」という意味です。「0.5％以上の濃度」（すなわち、「≧0.5％」）ではダメなのでしょうか？「0.5％は許容されるか？」というこだわりは必要なのでしょうか？

　CDCがガイドラインを公開したとき、「＞0.5％ chlorhexidine」を「0.5％以上のクロルヘキシジン」と訳した専門家がいました。すると、「それでいいのか？」などという意見が続出したのです。本当に、0.5％は許容されるのでしょうか？

　ここで確認すべきことは、クロルヘキシジン濃度は最終目標ではないことです。最終目標は「カテーテル由来血流感染を減らす」ということです。「＞0.5％」の製剤でサラサラッと消毒するのと、「0.5％」の製剤でゴシゴシとしっかり消毒するのでは明らかに後者に軍配が上がるのです。そのためガイドラインの翻訳では「0.5％を超える濃度」としてもよいのですが、実際には「0.5％以上の濃度」と解釈しても構わないのです。細かいところにはこだわる必要はありません。

Point of View 3 スケルトン製品は人気がある！

　スケルトン時計とかスケルトンインテリアなどというのがあります。スケルトンというのは骨格とか骨組みという意味ですが、外装を通じて、内部が見える時計やインテリアのことをいいます。時計がスケルトン化すると内部の動きを見ることができるので、それを好んで購入する人もいます。スケルトン型ゴミ収集車というのがネットで紹介されていたのですが、内部のゴミを見ることができる優れモノでした。もし、スケルトン型自家用車というのがあれば、ガソリンの残量が容易に確認できたり、故障したときの修理も楽になるかもしれません。とにかく、内部を確認できるというのはさまざまな点で有利なことがあるのです。このことはカテーテル挿入部の観察でも同じなのです。カテーテル挿入部のスケルトン化です。

［カテーテルの挿入部位を観察しよう］

　カテーテルが留置されている皮膚部分は病原体が付着したり、増殖しやすくなっています。異物であるカテーテルが留置されているのですから当然のことです。そのため、感染症が発生した場合には迅速に対応しなければなりません。日常的な観察が必要です。透明ドレッシング材が使用された場合には外部から挿入部が容易に観察できるので、発赤や排膿があれば迅速に見つけ出すことができます。そのため、日常的に透明ドレッシング材を使用したくなってしまいます。しかし、ガーゼに比較して、内部が蒸れるのではないかと心配になることがあります。蒸れれば病原体が増殖するのではないかという直感的な心配が頭をもたげてくるのです。

　しかし、透明ドレッシング材とガーゼの使用についてカテーテル由来血流感染のリスクを比較した研究によると、両者では差はみられませんでした。少なくとも、蒸れたとしても、感染が増加することはないのです。感染について差がないということなので、結局、ガーゼを使用しても透明ドレッシン

グ材を使用しても、それは好みの差ということになります。もちろん、血液がにじみ出てくるような場合にはガーゼのほうがよいと思います。

通常、カテーテル挿入部位の異常は圧痛があるかどうかで確認します。そのため、挿入部をガーゼもしくは透明ドレッシング材の上から触診します。圧痛があった場合にはガーゼを取り外して視診します。透明ドレッシング材であれば、そのまま視診することができます。

> **Point** カテーテル部位を覆うためには、滅菌ガーゼもしくは透明ドレッシング材を使用する。発汗、出血、浸出液が多ければガーゼを使用する。

それでは滅菌ガーゼや透明ドレッシング材の交換頻度はどうしたらよいでしょうか？ 実は、末梢静脈カテーテルが挿入されている期間、透明ドレッシング材を使用し続けても、血栓性静脈炎の危険性は増加しないというエビデンスがあるのです[20]。そのため、ガーゼは2日ごとに交換するのですが、透明ドレッシング材は7日ごとに交換する頻度でよいのです。小児患者については、交換時にカテーテルが動いてしまう危険性がドレッシング材交換のメリットを上回るならば、定期交換しません。有事交換となります。

> **Point** ガーゼは2日ごとに交換する。透明ドレッシング材は7日ごとに交換する。小児については定期交換の必要はなく、有事交換する。

Point of View 4 ラーメンのどんぶりはどのようにして洗う?

「屋台のラーメン屋やおでん屋はどこで食器を洗っているのか?」という疑問がネット上で溢れています。流水が手に入らない環境で適切に食器を洗うということは至難の業と思います。そのような心配にもかかわらず、「美味しいラーメン」と「食器の清潔度」を天秤に掛けて、ラーメンを選ぶ方も多いのではないでしょうか? 確かに、健康な人々では多少不潔であっても、食べることを選択することもあるでしょう。しかし、抵抗力が低下している人は決して食べることはないと思います。

それでは、自宅での食後にラーメンのどんぶりなどを洗うときはどうしているでしょうか? おそらく、洗剤をスポンジにつけて、ゴシゴシと洗っているのではないでしょうか? 油がついているので、ゴシゴシしなければ十分に洗い流すことができないからです。このようなゴシゴシが輸液ラインの

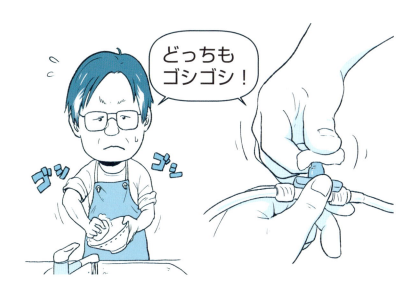

アクセス部分には大切なのです。

［輸液ラインのアクセス部分の消毒はどうする？］

　ここで輸液ラインのアクセス部分の消毒について考えてみたいと思います。CDCが「閉鎖式カテーテルアクセスシステムは、開放式システムに比べてカテーテル由来血流感染が少なく優先的に使用する必要がある」と記載していることもあって、最近はほとんどの病院でカテーテルのアクセスシステムが閉鎖式になってきました。閉鎖式ではアクセス部分に膜面があり、側管をつなぐときには膜面を消毒することになります。アクセスポートを70％アルコールで3〜5秒間だけ拭いても膜面が十分に消毒されていないことを明らかにした研究[21]があることから、CDCはアクセスポートを適切な消毒薬（クロルヘキシジン、ポビドンヨード、ヨードフォアまたは70％アルコール）で「ゴシゴシ拭く（scrubbing）」ことを推奨しています。

　閉鎖式の膜面はさまざまな環境表面（患者の皮膚、衣類、ベッドなど）に触れていることから、患者の蛋白や脂肪が付着していると考えるのが妥当です。そのような表面をアルコール綿で1〜2秒の時間を軽く触れる程度では蛋白や脂肪を除去できません。そこに付着している病原体も当然のことながら取り除くことはできないのです。そのために、ゴシゴシ拭くということが大切なのです。輸液ラインが使用されている患者は点滴が必要な人々です。健康な方ではありません。そのような人々の血管内に入り込む薬剤や輸液を清潔に保つための努力は必要なのです。ゴシゴシ拭かないのならば、屋台のラーメン屋に苦情を言ってはいけません。

Point ニードルレスシステムではアクセスポートを適切な消毒薬でゴシゴシ拭いてから、滅菌デバイスをポートにアクセスする。

Point of View 5　車の運転中に信号が赤になったら、停まれ！

　車の運転中に信号機が赤になったら、停まってください。そして、青になったら発進するのです。これは当然のことです。しかし、深夜に運転していると、閑散としている道路では赤信号であっても、左右をチラチラ見て車が来なければ、発進してしまう人がいます。このような人たちの車は後部座席の窓が黒塗りだったりして、少し怖い方々が乗っている感じがするので、とても注意することなどできません。「信号機が赤になったら停まる」というのは世界の常識です。しかし、「急いでいるから」とか「今まで事故したことがないから」などといって突入する人がいるのです。確かに、赤で交差点に突入したら必ず事故を引き起こすということはありませんが、そのようなことを続けていると、いつか事故に遭うのです。事故となれば相手にとても迷惑がかかります。

[マキシマル・バリアプリコーションは必要！]

　このような「青信号で交差点に入るべし！」「今まで事故したことがないということで、赤信号で交差点に入ってはいけない」という至極当然のことが、マキシマル・バリアプリコーション（maximal barrier precaution, MBP）の世界では当然ではないのです。「MBPにて中心静脈カテーテルを挿入すべし！」「今まで、MBPを実施しなくても感染がなかったということで、これからも実施しないことは適切ではない！」という当然のことが実施されないのです。

　ここでMBPについて、じっくりと考えてみたいと思います。MBPは、中心静脈カテーテルの留置時に滅菌ガウン、滅菌手袋、キャップを着用して、全身用ドレープ（手術室で使われるドレープと同様）を使用することと定義されています。MBPを実施するほうが実施しない場合に比較して血管内カ

テーテル由来血流感染のリスクが減ることが明らかにされています[22]。そのため、中心静脈カテーテルの挿入時にはぜひとも実施すべき感染対策なのです。CDCのみならず、日本の各学会のガイドラインでもMBPの必要性が強調されています。重要な感染対策であるにもかかわらず、それを実施しない医療従事者がいるのです。「忙しいから」とか「今まで、MBPをしなくても感染しなかったから」というのがその言い訳です。

中心静脈カテーテルが挿入されている患者はMBPの有用性についての情報をもち合わせていません。CDCなどの多くの機関が推奨していることを知らないのです。そのようなところにつけこんではいけません。もし、MBPを実施しないならば、「現在、さまざまな機関がMBPを実施することを推奨しています。カテーテルに由来する感染症が減るというデータがあるからです。しかし、私は実施しません。忙しいからです。面倒くさいからです」と説明してください。これまでMBPを実施しなくても感染症が発生しなかったから、今後も実施しないというならば、赤信号で交差点に突入する車を批判することはできません。

 Point 中心静脈カテーテルの挿入またはガイドワイヤー交換の際にはMBPを行う。

［引用・参考文献］
1) CDC. Guidelines for the prevention of intravascular catheter-related infections, 2011. http://www.cdc.gov/hicpac/pdf/guidelines/bsi-guidelines-2011.pdf
2) Pearson, ML. Guideline for prevention of intravascular device-related infections. Part I. Intravascular device-related infections: an overview. The Hospital Infection Control Practices Advisory Committee. Am J Infect Control. 24 (4), 1996, 262-77.
3) CDC. Guidelines for the prevention of intravascular catheter-related infections,2002. https://www.cdc.gov/mmwr/preview/mmwrhtml/rr5110a1.htm
4) Van Donk, P. et al. Routine replacement versus clinical monitoring of peripheral intravenous catheters in a regional hospital in the home program: a randomized controlled trial. Infect Control Hosp Epidemiol. 30 (9), 2009, 915-7.
5) Webster, J. et al. Routine care of peripheral intravenous catheters versus clinically indicated replacement: randomised controlled trial. BMJ. 337.
6) Webster, J. et al. Clinically-indicated replacement versus routine replacement of peripheral venous catheters. Cochrane Database Syst Rev. 17 (3), 2010, CD007798.
7) Lai, KK. Safety of prolonging peripheral cannula and i.v. tubing use from 72 hours to 96

hours. Am J Infect Control. 26 (1),1998, 66-70.
8) Garland, JS. et al. Peripheral intravenous catheter complications in critically ill children: a prospective study. Pediatrics. 89, 1992, 1145-50.
9) Garland, JS. et al. Infectious complications during peripheral intravenous therapy with Teflon catheters: a prospective study. Pediatr Infect Dis J. 6 (10), 1987, 918-21.
10) Eyer S, et al. Catheter-related sepsis: prospective, randomized study of three methods of long-term catheter maintenance. Crit Care Med. 18 (10), 1990, 1073-9.
11) Uldall, PR. et al. Changing subclavian haemodialysis cannulas to reduce infection. Lancet. 1 (8234), 1981, 1373.
12) Gillies, D. et al. Optimal timing for intravenous administration set replacement. Cochrane Database of Syst Rev. 4, 2005, CD003588.
13) Snydman, DR. et al. Intravenous tubing containing burettes can be safely changed at 72 hour intervals. Infect Control. 8 (3), 1987, 113-6.
14) Maki, DG. et al. Prospective study of replacing administration sets for intravenous therapy at 48-vs 72hour intervals. 72 hours is safe and cost-effective. JAMA. 1987, 258 (13), 1777-81.
15) Josephson, A. et al. The relationship between intravenous fluid contamination and the frequency of tubing replacement. Infect Control. 6 (9), 1985, 367-70.
16) Raad, I. et al. Optimal frequency of changing intravenous administration sets: is it safe to prolong use beyond 72 hours? Infect Control Hosp Epidemiol. 22 (3), 2001, 136-9.
17) Rickard, CM. et al. Routine changing of intravenous administration sets does not reduce colonization or infection in central venous catheters. Infect Control Hosp Epidemiol. 25 (8), 2004, 650-5.
18) Maki, DG. et al. Prospective randomised trial of povidone-iodine, alcohol, and chlorhexidine for prevention of infection associated with central venous and arterial catheters. Lancet. 338 (8763), 1991, 339-43.
19) Chaiyakunapruk, N. et al. Chlorhexidine compared with povidone-iodine solution for vascular catheter-site care: a meta-analysis. Ann Intern Med. 2002, 136 (11), 792-801.
20) Maki, DG. et al. Evaluation of dressing regimens for prevention of infection with peripheral intravenous catheters. Gauze, a transparent polyurethane dressing, and an iodophor-transparent dressing. JAMA. 258 (17), 1987, 2396-403.
21) Menyhay, SZ. et al. Preventing central venous catheter-associated bloodstream infections: development of an antiseptic barrier cap for needleless connectors. Am J Infect Control. 36 (10): (Suppl 174), 2008, e1-5.
22) Sherertz, RJ. et al. Education of physiciansin-training can decrease the risk for vascular catheter infection. Ann Intern Med. 132 (8), 2000, 641-8.

3

ノロウイルスアウトブレイクのガイドライン

通称名	ノロウイルスアウトブレイクのガイドライン
正式名称	医療施設におけるノロウイルス胃腸炎のアウトブレイクの予防と制御のためのガイドライン[1]

ノロウイルス胃腸炎の「アウトブレイクを防ぐための感染対策」と「アウトブレイクが発生した場合の対処法」が記載されているガイドラインです。隔離、手指衛生、患者の移動と病棟閉鎖、医療施設の食物取扱い者、診断、個人防護具、環境清掃、感染したスタッフの休務指針、面会者、教育などが記載されています。

Point of View 1　ボルダリングとノロウイルスの関係は？

最近、「ボルダリング」という言葉を聞くことがあります。壁に取り付けられた小さな突起物（ホールドという）を手でつかみ、足で踏ん張って壁を登っていくスポーツです。時々、テレビでノウハウを解説していたり、競技会も開催されているようです。自分の体重を小さなホールドで支えてぶら下がるなんてすごいなあとつくづく思います。このような「小さな突起」をスポーツに結び付けるという発想は誰が最初に考え付いたのでしょうか？　小さなものであっても、最大限に活用しようという精神はとても大切です。実は、CDCも「小さな時間枠」を感染対策に利用してしまおうという発想を提示しており、興味深いのです。それはノロウイルス対策です。

［ノロウイルス免疫］

ノロウイルスの免疫について興味深い研究があります。チャレンジ（ノロウイルスを飲ませること）および再チャレンジを12人のボランティアに実

施したのです。この研究では、症状、空腸生検、血清抗体が評価されました。

まず、最初のチャレンジでは、6人に胃腸炎が発生し、残りの6人は無症状でした[2]。24〜42ヵ月後に再チャレンジしたところ、最初に胃腸炎になった6人は再度、空腸に胃腸炎を発症しました。しかし、もともと免疫のある6人には胃腸炎はみられず空腸病変も発生しなかったのです。胃腸炎を発症したボランティア5人のうち4人において、両チャレンジのあとに血清抗体価が増加していました。しかし、もともと免疫のあった3人のボランティアではどちらのチャレンジ後でも血清抗体は増加しませんでした。

その後、胃腸炎を2回経験した4人のボランティアに2回目の胃腸炎の4〜8週間後に3回目のチャレンジを行ったところ、1人に胃腸炎が発生したものの、3人は発生しなかったのです[3]。すなわち、4〜8週間という短期の免疫は獲得されたということになります。

この研究によって、2つの型の免疫(短期と長期)があることが示唆され、血清抗体以外の要因もノロウイルスの免疫に重要であることが示されました。この結果、CDCは「ノロウイルス抗体はわずかな限定的な時間枠のなかでは、感受性のある人に抵抗性を提供するようであり、それは数週間程度である」と記載しています。そして、アウトブレイクが発生した場合は「アウトブレイクが終息するまでは、アウトブレイクを引き起こしていると思われるノロウイルスに最近感染して回復したスタッフが、症状のある患者のケアをすることが最も望ましい」としたのです[1]。

どうでしょうか？ わずかな限定的な時間枠であっても、感染対策として活用してしまおうという精神はすばらしいことと思います。

 Point ノロウイルス胃腸炎に罹患したあとは、短期間の免疫を獲得できる。そのため、アウトブレイクが発生した場合、アウトブレイクを引き起こしていると思われるノロウイルスに最近感染して回復したスタッフが、症状のある患者のケアをすることが最も望ましい。

Point of View 2　ノロウイルスのキーワードは「48時間」

　「48時間」と聞くと、何を思い浮かべますか？ 刑事もののテレビ番組や映画を見すぎの人は、犯人を逮捕してからの警察による取り調べなどの捜査を思い出すことでしょう。警察の捜査は48時間以内と決められており、48時間以内に何としても被疑者から事実を聞き出そうとします。そのほか、タイトルが「48時間」という米国の刑事映画もありました。天気予報でも48時間予報というのがあります。感染対策で「48時間！」と聞けば、「ノロウイルス対策」を思い出してほしいと思います。

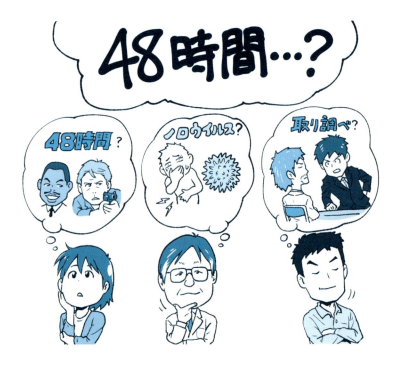

［ノロウイルス胃腸炎と接触予防策］

　ノロウイルス胃腸炎の患者は個室に収容して接触予防策を実施します。個室に入室させることができないならば、無症状の患者から引き離す努力をします。アウトブレイクのときには、症状が改善してから少なくとも48時間が経過するまで、接触予防策にて対応するようにします。複雑な疾患（心臓血管系、自己免疫、免疫抑制、腎臓障害など）の患者では下痢やウイルス排出が長期化することがあるので、隔離やコホーティングの期間を延長します。幼児（2歳以下）もまた、ウイルス排出が遷延して環境を汚染させる可能性があるため、隔離やコホーティングの期間を延長します。幼児では、症状改善後5日まで接触予防策を延長するのが望ましいといえます。

> **Point** ノロウイルス胃腸炎の患者を接触予防策で対応するときには、症状が改善してから少なくとも48時間が経過するまで接触予防策を継続する。複雑な疾患の患者や幼児では隔離期間を延長する。

　ノロウイルス胃腸炎に罹患したスタッフは症状が消失してから少なくとも48時間が経過するまでは勤務しないようにします。勤務に戻った場合は、手指衛生を頻回に行うことが大切です。特に、患者接触の前後の手指衛生は重要です。学生やボランティアや特に必要のないスタッフはアウトブレイクの区域には入らないようにします。

　医療施設での食物取扱者は食べ物や飲料に触れる前には、手指衛生をしなければなりません。もちろん、食物を準備したり配給する職員は急性胃腸炎の症状がみられたら、勤務してはいけません。そして、症状が消失してから少なくとも48時間以上が経過するまでは、職場に戻ってはいけません。

> **Point** ノロウイルス胃腸炎に罹患したスタッフは、症状が消失してから少なくとも48時間が経過するまでは勤務しない。

どうでしょうか？ ノロウイルス対策では「48時間」という時間枠がよく出てきますね。

[引用・参考文献]
1) MacCannell T, et al. Guideline for the prevention and control of norovirus gastroenteritis outbreaks in healthcare settings. Infect Control Hosp Epidemiol. 2011, 32 (10), 939-69. http://www.cdc.gov/hicpac/pdf/norovirus/Norovirus-Guideline-2011.pdf
2) Graham DY, et al. Norwalk virus infection of volunteers: new insights based on improved assays. J Infect Dis. 170 (1), 1994, 34-43.
3) Parrino TA, et al. Clinical immunity in acute gastroenteritis caused by Norwalk agent. N Engl J Med. 297 (2), 1977, 86-9.

4

尿道カテーテルガイドライン

The ultimate guide on how to use CDC guidelines

通称名	尿道カテーテルガイドライン
正式名称	尿道カテーテルにおける感染の予防のためのガイドライン，2009[1]

　1981年に公開された「尿道カテーテルにおける感染の予防のためのガイドライン」[2]の改訂版です。尿道カテーテルに関連する尿路感染は病院感染のなかで大きな割合を占めており，その対応によって病院感染を大きく減らすことができます。このガイドラインは尿道留置カテーテルの適正使用や不適正使用について述べており，尿道カテーテルの挿入や維持のための適切な手技についても詳細に説明しています。

Point of View 1　冷蔵庫を定期的に買い替えない

　自宅の冷蔵庫が壊れると，冷蔵や冷凍していた食物にダメージが与えられます。夏季では故障の発見が遅れると，保存していた食物の多くを廃棄することになります。そのようなことを避けるために，毎年，冷蔵庫を買い替えるということは得策でしょうか？　定期的な買い替えはせずに，調子が悪くなってきたときに修理を頼み，修理できないときに買い替えるという方法もあると思います。多くの人々は後者の選択肢を選んでいるのではないでしょうか？

　車の買い替えもよく似ています。1回だけ車検を通し，2回目の車検は通さずに新車に買い替える人がいると思えば，故障するまで乗り続け，故障したら修理し，それでも不具合が続けば買い替えるというものです。もちろん，新しいデザインや機能を期待して新車を購入する人もいれば，経過年数ではなく，走行距離が5万kmを超えたときに買い替えるなどの距離派もいるかもしれません。少なくとも，半年ごとか1年ごとに定期的に車を買い替え

る人はほとんどいないと思います。

［尿道留置カテーテルは定期交換する？］

　尿道留置カテーテルや採尿バッグの交換も似たところがあります。何のトラブルもないけれど、1週間経過したら交換するといった「定期交換」と、感染や閉塞のようなトラブル時に交換するといった「有事交換」があります。定期交換ではカテーテルやバッグは毎週新しいものに切り替えられるので清潔感があるかもしれません。しかし、挿入時に尿道を傷つけたり、器材に要する費用が増加したりといった問題も考慮しなければなりません。また、交換するスタッフが清潔操作を怠ることもあるので、交換頻度を多くしても、感染が必ず減るということはありません。

　CDCは尿道留置カテーテルおよび採尿バッグは定期交換ではなく、感染や閉塞などがみられたときや閉鎖式システムが損なわれたときに交換することを推奨しています。もちろん、交換した直後であってもトラブルが再度発生することはあるので油断はできません。

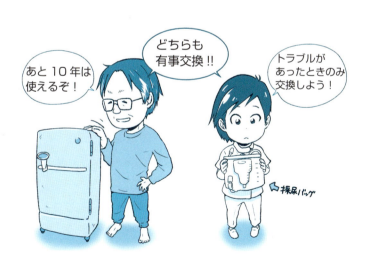

> **!Point** 定期的な尿道留置カテーテルや採尿バッグの交換は推奨しない。感染や閉塞のような臨床的な適応に基づくか、閉鎖式システムが損なわれたときに交換する。

Point of View 2　そうめんやキャベツは細いほうが美味しい

　世の中に「細いほうがよい」という状況がどの程度あるのかをネットで調べてみました。そしたら、意外と多いことに気づきました。まず、そうめんです。そうめんは細い物ほど高級品とされています。「極細品」は熟練した人でなければ作れません。技術を要するからです。そのため、大量生産はできません。実際、細いそうめんは、つゆの絡みがよく、とても美味しいです。喉越しも良いので多くの人々が好んでいます。

　キャベツの千切りも細いほど美味しいですね。包丁を上手に使って千切りする人もいれば、スライサーを使用している人もいると思います。包丁による千切りとスライサーによる千切りがどちらが美味しいかについては、人それぞれと思いますが、一度比較してほしいと思います。テレビ番組で目隠しした芸能人が何千万円もするバイオリンと数万円のバイオリンを比較するようなコーナーがあると思いますが、ぜひ試してほしいのです。

　バドミントンをしている人はガット（ストリング／糸）の太さを気にしています。ガットはゲージ（太さ）が細いほどよく反発するので、同じテンションなら細いガットのほうがよく飛ぶからです。また、打ったときに打球音が高くて気持ちがいいですね。ただし、細いガットは切れやすいという問題があります。

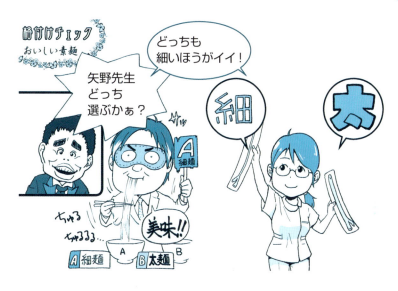

［尿道カテーテルは細いほうがいい］

　このように世の中には細いほうが好まれることは多いのですが、医療の世界でも尿道カテーテルの太さは細いほうがいいのです。尿道カテーテルの使用目的は膀胱内の尿を排尿させることです。それさえ実現してくれれば、細いほうがよいのです。太いカテーテルを無理やり挿入すると、膀胱頸部や尿道に損傷が発生してしまいます。

　尿道カテーテルを抜去したあとに自発排尿するとき、排尿時痛を経験することがほとんどです。損傷がみられなくても強い疼痛を感じるのですから、膀胱頸部や尿道に損傷が発生することはぜひとも避けたいと思います。そのために、可能な限り最小径のカテーテルを使用するのが好ましいといえます。

> **! Point** 臨床的に必要性がない限り、膀胱頸部および尿道の外傷を最小限にするために、十分な排尿を確保できる、可能な限り最小径のカテーテルを使用する。

Point of View 3　砂埃のなかを運転するときには窓を閉める

　海岸や砂丘の近くの道路を運転しているときに強い風が吹くと、周囲の空間に砂が飛び交うことがあります。このようなとき、車の窓はどうしますか？　もちろん、窓ガラスは閉めると思います。さもなければ、車中が砂だらけになってしまいます。台風の強風と大雨のなかを走行するときも車の窓ガラスは閉めると思います。雨水が車の中に入り込んできて、内部が濡れてしまうからです。このように窓を閉めるのは車の中という閉鎖空間を守る努力なのです。「閉鎖空間を維持する」というのは「外部から異物が内部に侵入するのを防ぐ」ということに言い換えることができます。

[尿道留置カテーテルは閉鎖式？]

　このような「閉鎖空間を維持する」という対応は尿道留置カテーテルについてもいえます。カテーテル、導尿チューブ、採尿バッグの連結部分が接続されてシールされて、外部から病原体が侵入しない閉鎖式導尿システムが推奨されます。そして、この閉鎖状態を維持することが大切です。接合部を開放してしまうと、その周辺部分に付着していた病原体が回路内に侵入してしまうからです。そのため、閉鎖式システムが損なわれたときにはカテーテルと採尿バッグを交換しなければなりません。
　それではカテーテルを挿入するときにはどうしたらよいのでしょうか？

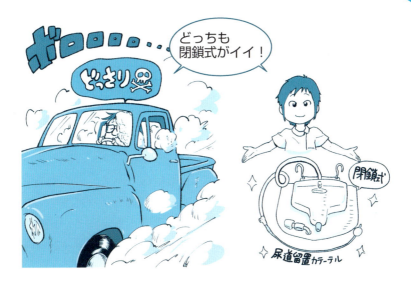

もちろん、無菌的に挿入します。周辺環境や体表面に付着している病原体がカテーテルに付着した状態で挿入することはありません。これは車に乗車するときに、泥がベトベトに付着した下駄や長靴は遠慮するような感じです。そのような下駄や長靴で車内に入ると、床などが汚れてしまうからです。カテーテルを挿入するということは、車で表現すると、新車を購入するようなものです。友人の新車に乗車するときに、ドロドロの靴や下駄で乗り込めますか？ そのようなことをすれば友人とは絶縁状態となるでしょう。尿道カテーテルは閉鎖式導尿システムを用いて無菌的に挿入します。そして、閉鎖した状況を維持することが大切なのです。

 Point 尿道カテーテルは無菌的に挿入し、閉鎖式導尿システムを維持する。

Point of View 4　水が淀むとゴミが溜まる

「流水は腐らず。淀む水には芥溜まる」という諺があります。会社組織などでは人材を新しく入れ替えたり、新しい空気を入れたりしないと、活気がなくなり、沈滞して腐敗を招くという意味に使用されています。実際、河川では水がまっすぐに滞りなく流れているところには、ゴミが溜まることはありません。しかし、石や岩などがあり、水の流れを阻害しているところの周囲にはゴミが溜まっています。空気も同様です。何もない平原に強い風が吹いていても、そこには木の葉などが溜まることはありません。しかし、建物などの障害物があると、吹き溜まりができて、木の葉やゴミが溜まってくるのです。

[カテーテルやチューブ内の尿流は停滞させない]

このように、水でも空気でも流れの停滞がなければゴミが溜まることはないのですが、停滞があるとさまざまなものが溜まってきます。尿流にも同じことがいえます。腎臓で作られた尿が尿道口から排出されるまでに尿流を滞らせるようなものがなければ何ら問題は発生しません。しかし、結石や先天奇形などがあり、尿がまっすぐに流れなくなると細菌が繁殖する場所が与えられて、腎盂腎炎などの感染症が発生するのです。

このような理論は尿道留置カテーテルが挿入された患者にも当てはまります。カテーテルやチューブ内の尿流に滞りがなければ何ら問題ありません。しかし、カテーテルやチューブが折れ曲がったりすると、尿流が途絶えたりするので、病原体が繁殖する場所を作り出すことになるのです。

採尿バッグの管理も尿流の維持に重要です。採尿バッグが膀胱レベルよりも高い位置に置かれると、バッグやチューブ内の尿が膀胱内に逆流してしまいます。これはぜひとも避けたいのです。バッグやチューブ内には必ずといってもいいほど病原体が存在しています。これが膀胱内に逆流してはいけま

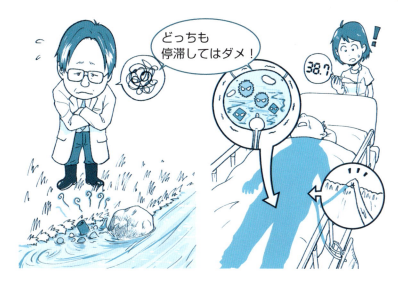

せん。一度体外に排出したものは体内に戻さないのが大原則です。嘔吐したものを飲み込むことはありません。排便した便を再び体内に戻すことはないのと同じです。

 Point 尿道留置カテーテルの管理では、停滞のない尿流を維持する。カテーテルや導尿チューブが折れ曲がらないようにする。また、採尿バッグはつねに膀胱レベルよりも低い位置で維持する。

Point of View 5　三種の神器！

　三種の神器についてはどなたもご存じのことと思います。日本神話に出てくるもので、三種の宝物のことです。三種の宝物とは、八咫鏡（やたのかがみ）・八尺瓊勾玉（やさかにのまがたま）・草薙剣（くさなぎのつるぎ）のことです。

　これにちなんで、家具にも三種の神器といわれるものがあります。1950年代後半は白黒テレビ・洗濯機・冷蔵庫の家電3品目が「三種の神器」としてもてはやされました。1960年代半ばになると、カラーテレビ・クーラー・自動車が「新・三種の神器」として喧伝されました。これらの家具や機器は生活を豊かにするものであり、それらを使用することはとても便利なものです。一度使い出すと、止めることはできません。

［尿道留置カテーテルは便利だけど……］

　医療の世界でも「三種の管物（くだもの）」というものがあります。「尿道留置カテーテル」「血管内カテーテル」「挿管チューブ」の3つです。このなかで尿道留置カテーテルは容易かつ便利な医療器具なので、油断すると不適切に使用されてしまいます。その典型例が尿失禁の管理のための使用です。

　尿失禁の患者にオムツをつけると、排尿したときにオムツを交換する必要があるので医療従事者にとって負担となります。また、患者もオムツに排尿すると不快感があるし、オムツの交換を依頼する必要が出てきます。そのため、ついつい尿失禁の患者に尿道留置カテーテルを使用したくなってしまいます。しかし、このような行為は異物を体内に留置することになるので、感染源を作り出してしまいます。

　このほかにも不適切な使用があります。自発排尿ができるのに、培養などの検査のために採尿する手段としてのカテーテルを留置しておくというものです。カテーテルさえ挿入しておけば、培養が必要なときにはいつでも尿を

表1 尿道留置カテーテルの不適切使用

・尿失禁患者のケア
・自発排尿できる患者での診断・検査のために採尿する手段
・術後長期間の使用

採取できるからです。また、術後長期間の留置も不適切です。術後の患者は体動が大変なので、それを楽にしたいといった具合です。このような使用法は患者に親切な対応と思わないでほしいのです（**表1**）。

それでは、尿道留置カテーテルを使用してもよい場合にはどのようなものがあるのでしょうか？

まず、急性の尿閉または膀胱出口部閉塞です。これは留置しない限り、排尿することはありません。絶対に必要な場面といえます。また、重症心不全など重症患者の尿量の正確な測定が必要なとき、尿失禁患者で会陰部に開放創のあるときにも使用します。重症患者では自発排尿することが困難ですし、会陰部に開放創のある患者が尿失禁すると創部が尿で汚染されてしまうからです。

そのほか、骨盤骨折のように患者を長期に安静にさせるとき、終末期の患者が排尿時に体を動かすのがつらいときなどでも使用します。このような患者では、体の安静を優先させざるをえないと思います。特定の手術においても使用することがあります。たとえば、泌尿器科手術のような泌尿生殖器の周辺の手術のとき、長時間の手術が予測されるとき、術中に大量の点滴または利尿薬の投与が予想されるとき、尿量の術中計測が必要なときに使用します（**表2**）。

このように尿道留置カテーテルは容易に使用できるがゆえに、対象症例を厳密に限定することが大切です。尿失禁を避けるために使用するなどというのはぜひとも避けるべき使用法なのです。

表2 尿道留置カテーテルの適正使用

・急性の尿閉、膀胱出口部の閉塞
・重症患者の尿量の正確な測定
・会陰部に開放創のある尿失禁患者
・骨盤骨折などで長期安静が必要な患者
・終末期の患者
・特定の手術：
　泌尿生殖器周辺の手術、長時間の手術、大量の点滴や利尿薬が投与される手術、尿量の術中計測が必要な手術

Point 尿失禁管理のために尿道留置カテーテルを使用しない。適切・不適切な使用法について熟知しなければならない。

［引用・参考文献］
1）CDC. Guideline for prevention of catheter-associated urinary tract infections, 2009. https://www.cdc.gov/infectioncontrol/pdf/guidelines/cauti-guidelines.pdf
2）Wong, ES. Guideline for prevention of catheter-associated urinary tract infections. Am J Infect Control. 11（1）, 1983, 28-36.

5

隔離予防策ガイドライン

The ultimate guide on how to use CDC guidelines

| 通称名 | 隔離予防策ガイドライン |
| 正式名称 | 病院における隔離予防策のためのガイドライン，2007[1] |

「病院における隔離予防策のためのガイドライン，1996年」[2]の改訂版です。改訂版では標準予防策に「咳エチケット」「腰椎穿刺時のサージカルマスクの装着」「安全な注射手技」が加わりました。1996年の標準予防策は医療従事者を感染から守るためのものでしたが、これらの新要素は患者を感染から守るために設定されています。また、急性期病院から在宅医療、外来医療、長期ケアなどに医療が拡大していることから、「病院感染」という用語ではなく、「医療関連感染」という用語が使用されることになりました。

Point of View 1 人を見たら泥棒と思え！

諺に「人を見たら泥棒と思え」というものがあります。これは「他人を軽々しく信用するのではなく、泥棒かもしれないと疑ってかかるくらい用心しましょう」という意味です。諺ではないのですが、親が子どもに言い聞かせる言葉に「知らない人についていってはダメ！」というものがあります。これは「知らない人は誘拐犯などかもしれないので用心しましょう」という意味です。とにかく、ヒトに接するときには気をつけなければならないという大原則があるのです。

［標準予防策をすべての人に！］

標準予防策もまったく同じ原則に基づいています。これは1996年にCDCが提唱した感染対策であり、「すべての血液、体液、分泌液、排泄物、傷のある皮膚、粘膜は伝播しうる病原体を含んでいるかもしれない」という原則に基づいています。とにかく、ヒトの体液や血液などには何らかの病原体が

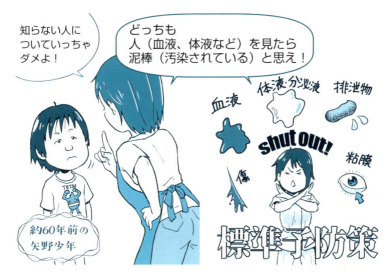

潜んでいるかもしれないので気をつけましょう。どの患者が耐性菌やウイルスをもっているかなど、外見では見分けることはできません。これは、外見では泥棒や誘拐犯と区別できないということと同じです。すべての患者の血液、体液、分泌液などには何らかの病原体があるという前提で患者をケアしなければならないのです。

> **Point** 標準予防策は「すべての血液、体液、分泌液、排泄物、傷のある皮膚、粘膜は伝播しうる病原体を含んでいるかもしれない」という原則に基づいている。

Point of View 2 　大型台風が来たら、家の補強をしよう！

　家には電気や上下水道などが設置され、寝室やトイレなどもあります。人間が生活するうえで必要な設備や物品も置かれています。また、人間を風雨、寒さなどから守ってくれます。持ち家でもマンションでもアパートでも構いません。とにかく、快適に暮らせればそれでよいのです。

　それでは、猛烈な台風が来るときはどうするのでしょうか？　気象庁の定義では「猛烈な」とは最大風速が秒速54m以上ということになっています。このような台風が上陸するときには、家の窓ガラスにガムテープを×印のように張り付けて、ガラスが強風で割れても損害が最小になるようにしたり、窓の周囲にガムテープを張り付けて、風や雨水が入り込まないようにします。近くに河川がある家では、その氾濫によって水が家に流れ込まないように浸水対策として土嚢を設置するかもしれません。強風で家が傾きそうならば、木材で補強する必要があります。しかし、台風が去ったら、ガムテープや補強木材を取り外し、洪水の心配がなければ土嚢を除去します。いつまでもこれらを残したままではいられません。もちろん、ガムテープ、木材、土嚢がなくなっても、家は残ります。

［感染経路別予防策は標準予防策に加えよう！］

　このたとえ話は標準予防策と感染経路別予防策の理解に役立ちます。ここでは、「家」が標準予防策であり、ガムテープ、木材、土嚢が感染経路別予防策となります。台風が立ち去ればガムテープ、木材、土嚢は必要なくなります。すなわち、空気感染、飛沫感染、接触感染する病原体が消失すれば感染経路別予防策は必要なくなります。しかし、家（標準予防策）は残るのです。

　昔、角化型疥癬の患者を接触予防策にて管理したことがあります。治療によって感染性が消失したときに接触予防策を解除したら、スタッフの1人が

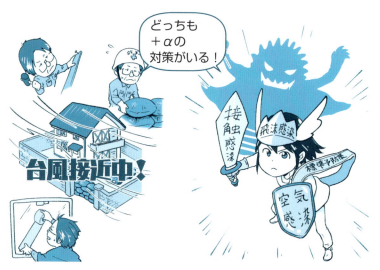

「ガウンや手袋が必要なくなったので、楽になった。もう、何もしなくてもよくなった！」と言ったのです。これは思い切り誤った考えと思います。というのは、接触予防策が終了したとしても、標準予防策は実施しなければならないからです。台風が去って、ガムテープ、木材、土嚢を片付けてしまっても、われわれを守ってくれる「家」は残ります。家（標準予防策）とガムテープなど（感染経路別予防策）を比較すると、標準予防策のほうが格段に重要です。すなわち、感染経路別予防策が終了しても、とても大切な標準予防策が残っていることを忘れないでほしいのです。標準予防策（家）だけでは医療従事者や患者（居住者）を守れないときに、感染経路別予防策（ガムテープなど）を加えるのです。感染経路別予防策のみを単独で実施することはできません。また、感染経路別予防策が終了しても標準予防策は実施されなければならないのです。

> **!Point** 感染経路別予防策は、標準予防策のみを実施しても感染経路を完全には遮断できない場合に用いる。複数の感染経路のある疾患（SARSなど）では、複数の感染経路別予防策を用いてもよい。単独で用いても、組み合わせて用いても、それらはつねに標準予防策に加えて用いられる。

Point of View 3　未来を予測しよう！占いは当たるか？

　占いは個人の未来や心の内面など、現実的に不透明な出来事についてアドバイスをしてくれます。これを信じるか信じないかは読者の皆様の判断に委ねたいと思います。占いは大きく分けると、「命（めい）」「卜（ぼく）」「相（そう）」「霊（れい）」の4種に分けられます。「命」というのは誕生したときの時間や場所、星の動きをみて占います。星座占いなどがあります。「卜」は運やタイミングによって判断します。タロットやおみくじなどがあります。「相」は手相や人相などがあります。姓名判断も相に含まれます。「霊」は透視や霊媒などがあります。

　一般人が未来を正確に予測することはできませんが、ある程度の予測はできます。たとえば、台風が去ったあとの激流が流れる川に向かって歩き続ければ、きっと川に落ちて溺れることでしょう。これは推測できます。高速道路で車から降りて、車線を歩いていれば車にひかれてしまうでしょう。これも予測できます。このように、今から自分が行う行為によって、どのような結果が待っているのかを予測できることも多いのです。もちろん、川に向かって歩いているときに足をくじいて、もう歩けなくなったため、溺れなかっ

たということはあるでしょう。高速道路の車線を歩いていたら、たまたま、上流で事故があり、車がすべて止まってしまったため、車にひかれなかったということもあり得ます。100％正確に予測することは誰にもできません。

［標準予防策では曝露の予想が必要！］

　患者を診療するときには、血液や体液に曝露することがあります。交通事故の患者の救急処置をするときには動脈出血などによって医療従事者が患者の血液を浴びてしまう可能性があります。重症インフルエンザで呼吸苦の患者に挿管するときには、患者の気道飛沫を浴びる可能性があります。末梢血管に血管内カテーテルを挿入するときには、患者の血液が医療従事者の手指に付着するかもしれません。

　このような血液・体液曝露が発生することが予想されるときには、マスク、ガウン、手袋などの個人防護具をあらかじめ装着しておくことが大切です。この場合、「予測」というのが重要なポイントとなります。すなわち、医療従事者がこれからどのような医療行為を実施し、それによって、どのような血液・体液曝露を受けるかを予想することが大切になります。医療従事者の経験や知識から導かれた曝露の予測に従って、個人防護具を装着することになるのです。これが標準予防策での個人防護具の装着です。一方、接触予防策では病室に入室する医療従事者はガウンや手袋を装着することになっています。飛沫予防策ではサージカルマスク、空気予防策ではN95マスクを入室前に装着します。すなわち、感染経路別予防策では曝露を予測することなく、個人防護具を装着することになります。

　何を言いたいかというと、標準予防策では「曝露を予想する能力」が求められるのです。その予想に従って、個人防護具を装着するという判断がなされるのです。そのような臨床現場での予測能力は一朝一夕で得ることはできません。研修医や新人看護師に「標準予防策に従って、患者をケアしましょう」などと言っても、不十分なのです。彼らには、どのように患者をケアしたらよいかという方法を教育すると同時に、「どのような血液・体液曝露が

発生する可能性があるのか？」「その場合、どういった個人防護具を装着すべきか？」などを考えさせなければならないのです。

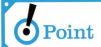 **Point** 標準予防策では、予想される曝露に基づいて個人防護具が使用される。

Point of View 4　秋刀魚を食べるとき、飼い犬の散歩のとき

　料理は食べるだけではありません。食材を購入し、時間をかけて調理し、お皿に盛ってから、食べます。食事の後は後片付けです。食器を洗い、食べ残しは廃棄することになります。これらすべてを終えて、一連の食事の過程となるのです。

　秋刀魚はとても美味しく栄養のある魚です。秋刀魚好きにとっては、秋にはぜひとも食べたい魚です。ネットに「秋刀魚を食べるときにはらわたを残してたら、行きつけの居酒屋のおやじに、『秋刀魚の食べ方を知らん奴』と延々と説教をされた」という記事がありました。秋刀魚を居酒屋で食べるときは気を付けましょう。秋刀魚を自宅で塩焼きなどにするととても美味しいのですが、いくら換気扇を回しても、魚臭いニオイが部屋についてしまいます。次の日の朝になっても取れません。

　公園などではポメラニアンやシェットランド・シープドッグなどの犬と散歩している人を見かけます。テレビ番組などでも、可愛い犬が出てくることがあります。とても愛らしい犬を見ていると飼いたくなってしまいます。しかし、公園や道などで犬が糞をすると飼い主はビニール袋に糞を入れて環境を守らなければなりません。

　このように物事には表面と裏面があり、表面だけを楽しむだけでなく、裏面の対処も大切なのです。このことは個人防護具についてもいうことができ

ます。

[個人防護具の使用後の処理が大変だ！]

エボラウイルス病が西アフリカで流行したとき、感染疑いの人が帰国するたびにマスコミが病院を取材していました。病院がエボラウイルス病のシミュレーションをするときにマスコミにも声をかけることがありますが、このときはマスコミの方はガウンやゴーグルなどの個人防護具を装着している医療従事者の画像を放映したがります。決して、個人防護具を脱いでいるところや廃棄している場面を放映することはありません。強毒ウイルスによるアウトブレイクの映画がいくつも上映されてきました。そこでも、宇宙服のような重装備の防護具を着ている場面が映画に出てきますが、それを適切に取り外して廃棄する場面はほとんど出てきません。しかし、適切に個人防護具を取り外して廃棄するということは感染対策できわめて重要なのです。さもなければ、この場面で医療従事者が感染してしまうからです。

個人防護具は適切に装着して、病原体が皮膚と個人防護具の隙間から侵入しないようにしなければなりません。使用後は、その表面に付着している病原体によって自分自身を汚染しないようにすることも大切です。CDCは個人防護具の着脱の順番を提示しました。着る手順は「ガウン」「サージカルマスクまたはN95マスク」「ゴーグル/フェイスシールド」「手袋」であり、脱ぐ手順は「手袋」「ゴーグル/フェイスシールド」「ガウン」「サージカルマスクまたはN95マスク」です。

着る順番について考えてみると、当然の順番です。マスクやゴーグルを装着した状態でガウンを着ることは難しいと思います。そのため、ガウンは最初に着ます。ゴーグルやフェイスシールドを着けた状態でマスクを装着することは難しいので、マスクが2番目となり、ゴーグル/フェイスシールドは3番目です。手袋は患者に直接触れるので、できるだけ清潔な状態を維持したいので、一番最後に装着します。個人防護具の着る順番は医療従事者にとって一番装着しやすい順番（すなわち、①ガウン、②マスク、③ゴーグル、

④手袋）となります。

　それでは脱ぐ順番はどうでしょうか？　まず、手袋は患者に直接触れているので、体物質や血液が付着しています。そのような手袋を装着したまま、ゴーグルやガウンなどを取り外せば、汚染物質が付着してしまいます。したがって、手袋は最初に取り外す必要があります。手袋を取り外すときに手首を汚染したり、手袋に孔があいていて手が汚染しているかもしれないので、取り外したあとの手指衛生は必須です。ゴーグルやフェイスシールドを顔面に取り付けたままガウンを取り外すことは難しいので、2番目にはゴーグル/フェイスシールドを取り外し、そのあとにガウンを脱ぎます。室内でサージカルマスクやN95マスクを取り外せば、飛沫感染や空気感染する病原体に曝露してしまう危険性があるので、マスクは最後に取り外します。結局、医療従事者の汚染を防ぐために、取り外す順番は「①手袋、②ゴーグルやフェイスシールド、③ガウン、④マスク」ということになります。

Point　隔離予防策に用いられる個人防護具の着脱の順番を推奨するが、これは安全性を最大限にし、脱ぐときの自己汚染を防ぐためである。

Point of View 5　空気を読む人、作る人とは？

　日常会話で「あの人、空気が読めない人だね！」とか「会議をうまく進行するには空気を作ることが大切だ！」などの発言を聞くことがあります。これらの会話をボーッとして聞いていれば何でもないのかもしれませんが、よくよく考えてみるととんでもない文章であることに気付かされます。一つ目は「空気を読むことは不可能にもかかわらず、読めない人が非難されている」ということです。われわれの目の前には空気が大量に存在します。空気がなければ息ができません。空気は透明です。もちろん、霧がかかったりすると、空気が白く見えるかもしれませんが、日常的には透明です。それをどのようにして読むのでしょうか？「あの人、空気が読めない人だね！」などという発言は空気を読めない人を非難しているのですが、空気を読めない人こそ正常人ではないでしょうか？　さもなくば、どのようにして空気に字を書くのでしょうか？　絵を描くのでしょうか？

　また、「会議で空気を作る」というのもものすごい表現です。空気は約8割が窒素であり、約2割が酸素です。そのほかには二酸化炭素などの成分も含まれています。そのような高度な混合物を会議室でどのように作るのでしょうか？　実験室でない限り、空気など作れる訳ないのに、作れない人を非難するのも間違っています。第一、会議室で空気を作る必要はないのです。部屋中に充満しているからです。

［空気感染隔離室では空気の管理が必要］

　空気は読む必要も、作る必要もありません。空気は管理することが大切です。結核、麻疹、水痘の患者には空気予防策が適用されますが、その場合、患者は空気感染隔離室に入室することになります。この病室は陰圧となっており、室内から室外に空気が漏れ出さないようにします。そのため、室内が陰圧になっていることをつねに確認しなければなりません。しかし、室内の

陰圧を測定する差圧感知器（圧力計など）が壊れていることがあるので、差圧感知器の有無にかかわらず、スモークチューブやパタパタする細長い布切れなどを用いて、空気が室外から室内に流れ込んでいることを毎日確認することが大切です。

Point 空気感染隔離室が空気予防策下の患者に用いられるときには、差圧感知器の有無にかかわらず、スモークチューブや細長い布切れなどを用いて空気流を毎日確認する。

［引用・参考文献］
1) CDC. Guideline for isolation precautions: Preventing transmission of infectious agents in healthcare settings. https://www.cdc.gov/infectioncontrol/pdf/guidelines/isolation-guidelines.pdf
2) Garner JS. Guidelines for isolation precautions in hospitals, 1996. https://wonder.cdc.gov/wonder/prevguid/p0000419/p0000419.asp

6

結核
ガイドライン

The ultimate guide on how to use CDC guidelines

| 通称名 | 結核ガイドライン |
| 正式名称 | 医療環境における結核菌の伝播予防のためのガイドライン，2005[1] |

1994年に公開された「医療施設における結核伝播予防のためのガイドライン」[2]の改訂版です。2005年のガイドラインは広い概念を目的として拡大されています。このガイドラインを適用する場所の範囲を拡大するために「施設」の代わりに「環境」が選択されました。「環境」は医療従事者が結核患者と空間を共有したり、臨床検体に接触する可能性のある「関係（身体的または施設的）」を述べたりするために用いられています。結核の伝播予防のためのさまざまな情報を詳細に記載したガイドラインです。

Point of View 1　ベジタリアンとペスクタリアンとは？

筆者の家内は肉を食べない人です。魚介類は食べます。子どものころから肉を食べないとのことでした。決して、アレルギーがあるわけではなく、単に食べないのです。その影響もあって、家内が自宅で用意する食事には決して肉は入りません。肉入りのカレーライスは筆者の大好物ですが、自宅で食べたことはありません。焼肉も自宅では食べた記憶はありません。筆者は料理ができないので、このような状況は耐えるしかないのです。

肉を食べないのだから、家内はベジタリアンなのでしょうか？ そもそもベジタリアンの定義とはどのようなものなのでしょうか？ そこで、調べてみました。ベジタリアンと一言でいってもさまざまな種類があるのです。これには驚きました。

英国ベジタリアン協会は「ベジタリアンは穀物、豆類、ナッツ類、種、野

表1 ベジタリアンのタイプ[3]

ビーガン（Vegan）	乳製品、卵、蜂蜜を含む動物由来の食品すべてを食べない。
ラクト・ベジタリアン（Lacto-vegetarian）	乳製品は食べるが、卵は食べない。
ラクト・オボ・ベジタリアン（Lacto-ovo-vegetarian）	乳製品および卵は食べる。これは最も多い菜食タイプである。

菜、果物の食事で生活している人（乳製品や卵は食べてもよい）のことである。ベジタリアンは肉、家禽肉、狩猟肉、魚、貝類、甲殻類、食肉処理により生じた副産物は食べない」と定義しています[3]。そして、卵、乳製品、蜂蜜などを食べるかどうかなどにより、下記のようにいくつかのタイプがあるのです。このなかでも「ビーガン」が最も厳しいベジタリアンということになります（**表1**）。

それでは、魚を食べる家内はベジタリアンなのでしょうか？ 英国ベジタリアン協会は「基本的に菜食主義者であっても魚を食べる人はベジタリアンではない」としています。このように肉や家禽は食べないけれども、魚は食べる人は「ペスクタリアン（pescetarian）」とよぶそうです。家内はペスクタリアンだったのです。今後は「ベジタリアン」と「ペスクタリアン」を混同しないようにしましょう。

レストランなどでは肉、魚、卵などを外見から見分けることはできるかもしれません。しかし、ゼリーやアイスクリームなどに入っている動物性食品までは識別できません。英国ではベジタリアン用の食事はメニューに英国ベジタリアン協会の「V」のマークが印刷されているので安心して食べることができるそうです。日本でもこのようなシステムが導入されれば、ベジタリアンの方々は喜ばれると思います。

［結核菌は空気感染しかしない（つまりビーガン的）］

結核菌はビーガン的な性格をもっています。空気感染しかしないのです。

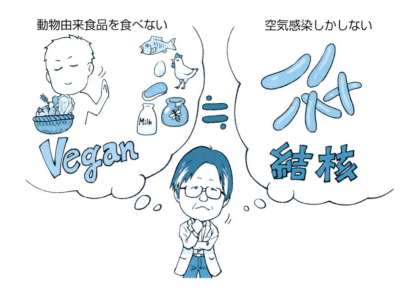

 飛沫感染も接触感染もしません。水痘ウイルスやSARSウイルスは空気感染、飛沫感染、接触感染しますが、結核は空気感染一筋なのです。
 肺結核または喉頭結核の人が咳、くしゃみ、叫ぶ、歌うときに作り出される飛沫核に乗って結核菌は運ばれます[4, 5]。飛沫核は約1〜5 μmのサイズなので、空気流によって長時間空気中に浮遊でき、病室や建物中に拡散します。結核菌を含んだ飛沫核を吸い込み、飛沫核が口腔や鼻腔、上気道、気管支を通過して肺胞に到達したときに感染するのです。結核菌は空気感染しかしないので、表面接触によって感染することはありません。

 結核菌は空気感染しかしない。結核菌を含んだ飛沫核を吸入し、飛沫核が口腔や鼻腔、上気道、気管支を通過して肺胞に到達したときに感染する。表面接触によって感染することはない。

したがって、飛沫核が作り出されない結核は感染性がないことになります。すなわち、肺外結核は「肺結核の合併」「口腔や喉頭の肺外結核」「結核菌の数の多い開放性膿瘍や病巣のある肺外結核（特に、膿瘍の排膿が甚だしいか、排液のエアロゾル化がみられる場合）」がみられない限り、感染性はないのです[6,7]。

> **Point**
> 肺外結核は「肺疾患の合併」「口腔や喉頭での肺外結核」「病原体数の多い開放性膿瘍や病巣のある肺外結核」がみられない限り、感染性はない。

Point of View 2　フィットテストとシールチェック

　週末や連休になると、ショッピングセンターの衣料品店に多くの人々が訪れています。衣料品店にはフィッティングルーム（試着室）が併設されています。ここでは購入前に衣服を試着することにより、それが自分の体型に合っているのか確認することができます。そこでは、何着も何着も試着し、そのたびに一緒に来店した友人や家族の意見を聞く人がいます。10着も20着も試着した挙句、何も買わずに帰ってしまう人もいます。このような人々を批判的な目で見る人もいますが、そう思ってはいけません。自分の体形に合わない衣服を購入しても意味がないからです。それゆえ、試着を続けた挙句に購入しないということは正しい決断なのです。フィッティングルームでの確認は何十分も何時間もかけてもいいのです。

　衣服を購入するときに何十分も時間をかけた人であっても、毎朝の出勤のときは衣服について、そのような時間をかけません。朝のドタバタしているときは、時間に余裕はないからです。このときは、靴やコートなどとの色やデザインの調和を確認するだけです。すなわち、購入するときにはフィッテ

ィングルームで時間をかけ、それを実生活で使用するときには簡単な調和の確認で済ますというのが一般的だと思います。

［フィットテストとシールチェックって何？］

　このようにフィッティングには時間をかけるけれども、フィッティングが合格したものを日常的に使用するときには簡便な確認で済ますといった対応はN95マスクでよく経験することです。結核などの空気感染する感染症に罹患している患者の病室に入室するときにはN95マスクを装着しますが、このマスクは顔面に装着すればよいというものではありません。マスクと皮膚に隙間があると、そこから空気流に乗って飛沫核が侵入してしまうからです。N95マスクが顔面に確実に密着していることを確認しなければなりません。そのためには2つのテストが必要です。「フィットテスト」と「シールチェック」です。

　フィットテストは「どのN95マスクが使用者に十分にフィットするのか？」を確定し、その使用者が「そのマスクはどのようなときに適切にフィットしているのか？」を確かめるために行われます。

> **Column**
>
> ### フィットテスト
>
> 　フィットテストには定性的フィットテストと定量的フィットテストがあります。定性的フィットテストでは、N95マスクを装着してからフードをかぶり、そこにサッカリンを噴霧します。もし、味を感じたら、N95マスクと顔の皮膚の間隙から空気が漏れこんだということになり、テスト不合格となります。定量的フィットテストでは室内粉塵を用います。専用の機器を使い、N95マスクの外側と内側の粒子の割合を測定し、漏れ率を定量的に示します。これらのフィットテストはさまざまなメーカーのいろいろなサイズのN95マスクのなかから、自分に合ったものを探し出すために実施されます。

一方、「シールチェック」はフィットテストが合格したN95マスクを臨床現場で装着するときに毎回実施するテストです。シールチェックには２つのタイプがあり、陽圧チェックと陰圧チェックがあります。

陽圧チェックでは、使用者はN95マスクの表面を手または家庭用プラスティックフィルムで覆ってから優しく息を吐きます。マスク周囲から空気が漏れるのを感じれば不合格です。この場合はマスクの位置を変えて、再度シールチェックを行います。マスク周囲から空気の漏れを感じなくなれば、陽圧チェックは合格となります。

陰圧チェックでは、優しく息を吸って、N95マスクが顔に吸い付くように陰圧を作り出します。マスクが顔に向かって引き付けられなければ、または、使用者がマスクの周囲から空気の漏れを感じるならば不合格です。この場合、マスクを取り外して「小さな孔があるかどうか？」「マスクが顔の形状（特に鼻の周囲）に合っているか？」などを調べます。孔が見つからなければ、マスクの位置を変えて調整し、陰圧チェックの２回目を行います。チェック

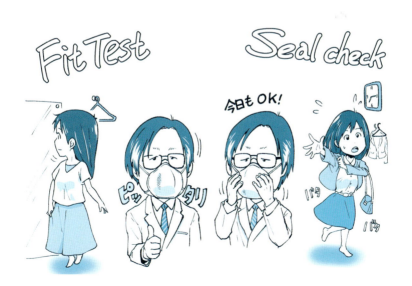

が不成功であれば、新しいN95マスクを試すことになります。

> **Point** N95マスクを使用するためにはフィットテストとシールチェックが必要である。前者はどのN95マスクが使用者に十分にフィットするのかを確定するために実施される。後者はN95マスクを装着するたびに空気の漏れの有無を確認するために実施される。

Point of View 3 　空気感染隔離室＝トイレ？

「スケルトンハウス」という建物があります。この名前を聞いたとき、てっきり、外から見て内部が丸見えの家だろうと思いました。実はそうではなく、スケルトン（柱・梁・床などの構造体）とインフィル（間仕切りや設備など）を分け、インフィルを施主が自由にセッティングするというものです。ただ、ネットで「スケルトンハウス」を検索すると、内部が丸見えの家もあるので、それはそれで「真のスケルトンハウス」と言うべきものかもしれません。

設備を自由にセッティングできるにしても、外から丸見えになるようにしても、トイレにはある程度の制限は必要と思います。「トイレ内部の臭いが部屋中に拡散しない」「トイレを使用しているときに外部から見られない」というのは必須の条件と思います。そのため、換気扇は絶対に必要ですし、トイレの扉は必ず設置してほしいのです。トイレに換気扇も扉もないというのは最悪と思います。

［空気感染隔離室って？］

空気感染隔離室も空気流の管理についてトイレに似たところがあります。

トイレの中の臭いつきの空気を建物内に流れ出させないことが大切であるのと同じように、空気感染隔離室の空気が病棟内に流れ出すことを防ぐことが重要です。

空気感染隔離室は空気感染隔離を維持するようにデザインされた病室です。空気感染隔離室は、空気感染する感染症（結核、水痘、麻疹）が疑われるか確定している患者を隔離するために用いられる個室病室です。以前は陰圧隔離室とよばれていました。室内を陰圧にすれば空気感染隔離室になるということはなく、いくつかの条件を満たすことによって空気感染隔離室ということができるのです。当然、室内を陰圧（ドアの隙間から空気が室内に流れ込む）にするのですが、1時間に6〜12回換気し、空気は病室から建物外部に直接排気するかHEPAフィルタを通じて空気を再循環させる必要があります。また、すべての空気感染隔離室はバスとトイレが設置された個室でなければなりません。

Point 空気感染隔離室は室内を陰圧にするだけでなく、1時間に6〜12回換気し、空気は病室から建物外部に直接排気するかHEPAフィルタを通じて空気を再循環させる。また、バスとトイレも設置された個室でなければならない。

もちろん、空気感染隔離室に入室するすべての医療従事者はN95マスクを装着します。面会者にN95マスクを提供してもよいけれども、空気感染隔離室に入室する前にはN95マスクの使用について医療従事者が直接指導しなければなりません。結核患者が退院した病室にスタッフやほかの患者がN95マスクなしで入室することを許可する前には、結核菌に汚染された室内空気が確実に除去されるのに十分な時間の経過が必要です。

Point of View 4　芽を摘む

　「芽を摘む」という言葉があります。もちろん、植物の芽を摘むという意味もありますが、物事の進行を早いうちに防ぎ止めて大事に至らないようにするという意味で用いることが多いと思います。「犯罪の芽を摘む」「危険の芽を摘む」「感染症の芽を摘む」などがあります。

　「犯罪の芽を摘む」の例としては、夜間の駅を巡回することによって非行を見つけて教育するというのがあります。「危険の芽を摘む」ではハインリッヒの法則（1対29対300）が有名です。「不注意によるヒヤリとしたミスの積み重ねが軽微な事故の原因となっている。そして、軽微な事故の積み重ねが重大事故の原因になっている」というものです。1件の重大な事故・災害（＝重傷者が出るほど）が発生した場合、その背景には29件の軽微な事故・災害（＝軽傷者が出るほど）がすでに発生しています。さらにその背景には300件のヒヤリ・ハット（＝怪我人は出ないものの、ヒヤリとした出来事）がすでに発生しているという法則です。ヒヤリ・ハットを予防することが、大事故を予防するうえでとても重要なのです。医療安全でよく聞く法則ですね。「感染症の芽を摘む」もあります。これはインフルエンザの患者に濃厚接触してしまった高齢者や免疫不全の人に抗インフルエンザ薬を投与して、インフルエンザに罹患させないようにしようというものです。結核患者に濃厚接触してしまった入院患者、医療従事者、同居家族に抗結核薬のイソニアジドを内服してもらい結核の発症を防ごうというのも、感染症の芽を摘む行為となります。

［潜在性結核感染の治療のターゲットは？］

　結核菌に感染すると、最初の2〜12週間は免疫反応が結核菌の増殖を抑制し、ツベルクリン反応やインターフェロン-γ遊離検査（interferon-γ release assay, IGRA）が陽性となります。しかし、結核菌の一部は体内に

とどまって何年も生き続けます。この状態を潜在性結核感染（latent tuberculosis infection，LTBI）といいます。潜在性結核感染の人は無症状（結核の症状がない）であり、感染性はありません。潜在性結核感染になったら、将来は必ず結核を発症するということもありません。

Point 潜在性結核感染の人は無症状であり、感染性はない。ツベルクリン反応やIGRAは陽性となる。

　HIV 感染者、過去2年以内に結核菌に感染した人、4歳未満の幼児、慢性腎不全や悪性腫瘍などの合併症をもっている人は潜在性結核感染から結核に進展する危険性が高いので、気を付けなければなりません。このような人にはイソニアジドによる「潜在性結核感染の治療」を実施します。「潜在性結核感染の治療」は潜在性結核感染から結核発症に進展する危険性をかなり減少させるので、結核を発症する危険性がきわめて高い人々はこの治療を確実に完遂する必要があります。ただ、「潜在性結核感染の治療」を開始する前には既往歴、医学的検査、胸部 X 線、喀痰検査などによって結核が除外されなければなりません。「潜在性結核感染の治療」ではイソニアジドの単剤治療が行われますが、結核を発症した人に単剤治療を実施してしまうと、耐性を獲得してしまう危険性があるからです。結核の治療では多剤治療が必要です。

Point 潜在性結核感染の治療を開始する前には、結核が除外されなければならない

潜在性結核感染の治療

結核に曝露してから結核を発症するまでの経過は「結核曝露→潜在性結核感染」「潜在性結核感染→結核発症」の2段階に分かれます。すなわち、結核菌に感染したらそのまま結核を発症することはなく、何ら症状を示さない潜在性結核感染となり、そのなかの一部の人が結核を発症するのです。結核患者に濃厚接触した人々にイソニアジドを投与することがあり、それを「予防治療」や「化学予防」とよんでいました。しかし、この用語ではイソニアジドが2段階のどちらに効果があるのか分かりません。実際には、潜在性結核感染した人が結核を発症するのを予防するための予防薬であることから、「予防治療」や「化学予防」よりも「潜在性結核感染の治療」という言葉が用いられるようになりました[8]。

一方、イソニアジドによる潜在性結核感染の治療を避けたほうがよい人もいます。それには肝障害やアルコール多飲の既往のある人が含まれます。活動性肝炎や末期肝疾患の人も避けるのがよいと思います[8,9]。そのような患者をどうしても治療しなければならないならば、肝機能酵素の定期的なフォローアップが必要です。

[引用・参考文献]

1) CDC. Guidelines for Preventing the Transmission of *Mycobacterium tuberculosis* in Health-Care Settings, 2005). http://www.cdc.gov/mmwr/preview/mmwrhtml/rr5417a1.htm http://www.cdc.gov/mmwr/PDF/rr/rr5417.pdf
2) CDC. Guidelines for preventing the transmission of *Mycobacterium tuberculosis* in health-care facilities, 1994. MMWR. 43 (No. RR-13), 1994.
3) The Vegetarian Society. FAQs About vegetarianism. https://www.vegsoc.org/FAQs
4) American Thoracic Society, CDC, Infectious Disease Society of America. Diagnostic standards and classification of tuberculosis in adults and children. Am J Respir Crit Care Med. 161 (4 Pt 1), 2000, 1376-95.
5) American Thoracic Society, CDC, and Infectious Disease Society of America. Treatment of tuberculosis. MMWR. 52 (No. RR-11), 2003.
6) D'Agata EM, et al. Nosocomial transmission of *Mycobacterium tuberculosis* from an extrapulmonary site. Infect Control Hosp Epidemiol. 22 (1), 2001, 10-2.
7) Keijman J, et al. Unusual nosocomial transmission of *Mycobacterium tuberculosis*. Eur J

Clin Microbiol Infect Dis. 20 (11), 2001, 808-9.
8) CDC. Targeted tuberculin testing and treatment of latent tuberculosis infection. http://www.cdc.gov/mmwr/PDF/rr/rr4906.pdf
9) American Thoracic Society, CDC. Update: adverse event data and revised American Thoracic Society/CDC recommendations against the use of rifampin and pyrazinamide for treatment of latent tuberculosis infection---United States, 2003. MMWR. 52 (31), 2003, 735-9.

7

院内肺炎ガイドライン

| 通称名 | 院内肺炎ガイドライン |
| 正式名称 | 医療関連肺炎防止のためのガイドライン，2003[1] |

1997年に公開された「病院感染肺炎予防のためのガイドライン」[2]の改訂版であり、医療関連肺炎について詳細に記述しているガイドラインです。医療関連肺炎はさまざまな病原体によって引き起こされており、細菌、レジオネラ、百日咳、アスペルギルス、呼吸器ウイルスが特に問題となっています。また、医療関連肺炎で最も問題となっているのが、人工呼吸器関連肺炎です。これらについて詳細に記述しているガイドラインですが、ここでは人工呼吸器関連肺炎に焦点を合わせて解説します。

Point of View 1　野山の露（＝人工呼吸器の結露）は汚い？

早朝に野山を歩くと、ズボンが濡れてしまうことがあります。草木の葉をよく見てみると、露が葉の上にのっているのです。清潔っぽい感じがするので、そのような露を集めて飲みたくなる人もいるかもしれません。しかし、草木の葉には目に見えないほどの汚れが付着しているし、昆虫や動物が葉に触れていたかもしれません。見かけで清潔っぽくても、油断してはいけません。雨水も同様です。雲から降ってくる雨水には空気中の埃などが含まれているので、天を向いて口を空けて雨水を飲んでも大丈夫ということはありません。このように、見かけの清潔さに安心していけないのは人工呼吸器の回路に溜まっている「結露」にも当てはまります。

［結露は汚い！］

結露は患者の口腔咽頭由来の細菌によって急速に汚染されます[3]。そのよ

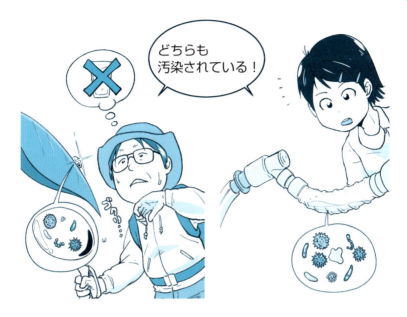

うに汚染した結露が、チューブを動かすような処置（吸引、呼吸器設定の調整、患者への栄養補給や衛生ケアの施行など）によって患者の肺に流れ込み、肺炎を引き起こしてしまうことがあるのです。そのため、呼吸回路に集まる結露は定期的に捨て、同時に、結露が患者側に流れ込まないようにします。また、結露に触れたら手指衛生を実施することも大切です。手指衛生をしないと、結露の中の病原体が医療従事者の手に付着し、そのままほかの患者をケアすると伝播してしまうからです。

> 人工呼吸器の回路内の結露は定期的に排液して捨てる。また、結露が患者側に流れ込まないように注意する。結露に触れたら、手指衛生をする。

　結露の蓄積は人工鼻を用いることによって取り除くことができます。人工

鼻は患者が呼出する熱および湿気を再利用するので、加湿器の必要性をなくすことができます。加湿器がなければ、結露は呼吸回路の吸気相回路で形成されません。そのため、人工鼻は、積極的に使用したいのですが、死腔および呼吸への抵抗を増加させ、喀痰を乾燥させ、気管や気管支の閉塞をもたらすかもしれません。また、呼吸仕事量を増加させるので、吸気筋が疲労することもあります。人工鼻の交換は、機械的に不調であるか肉眼的に汚れた場合の交換で構いません。人工鼻を48時間ごとよりも頻回にルチーンに交換する必要はありません。

> **Point** 結露の蓄積は人工鼻を用いることによって回避できる。人工鼻は、「機械的に不調」「肉眼的に汚れている」場合に交換する。

Point of View 2　挿管時のチューブ内の分泌物＝2階のトイレの汚水？

　古い家の和室で、台風や大雨のときにゴロッと横になっていると、ポトン・ポトンという音が聞こえてきます。雨漏りです。小雨や中程度の雨ならば雨漏りはないのですが、横殴りの風があるような大雨などでは雨漏りすることがあります。雨漏りを放置していては木材などが傷んでしまいます。カビが生えてしまうこともあります。そのため、雨が止んでから「どうしようか？」などと考えることになります。修理には費用がかかるので、容易に決断できません。通常の雨では雨漏りしないならば、もう少し様子をみようかなどという判断がなされるかもしれません。このような場合は少し余裕があるのですが、次のような場面でも同じように様子をみることができるでしょうか？

　古いアパートの1階の和室で横になっていると、ポトン・ポトンという音

が聞こえてきます。雨も降っていないのに聞こえてくるのです。何だろうと周囲を見渡してみると天井が少し黄色い水で濡れていて、その一部から水滴がしたたり落ちてきているのです。どうやら、2階に住んでいる人のトイレの配管に漏れが生じて、汚水がしたたり落ちているようです。このような場合には迅速に対応しなければなりません。そのまま様子をみることはしないでしょう。さもなければ、家中が糞尿の臭いで充満してしまうからです。病原体を大量に含んだ糞尿が配管などから漏れてくることはぜひとも避けなければなりません。

このように「雨漏り」では緊急対応の必要性を感じないのですが、「汚水漏れ」だと緊急事態として対応しなければなりません。それは「雨漏り」の水はそれほど不潔ではなく、「汚水」の水はものすごく汚いと認識しているからです。それでは、次のような状況では緊急対応は必要なのでしょうか？「緊急対応は必要だ！」と判断した人は正解です。「あまり緊急性を感じない」という人は反省していただきたいと思います。

[分泌物の取り扱いは厳重に！]

挿管されている患者の「声門の下かつ気管内チューブのカフの上に溜まっている分泌物」（図1）は患者の口腔内や気道の細菌や真菌によって強く汚染されています。天井からしたたり落ちてくる黄色い汚水のようなものです。このような分泌物が肺に向かって流れ込めばどうなるのでしょうか？ もちろん、肺炎になってしまいます。そのようなことを避けるためにさまざまな試みがなされてきました。

集中治療室（Intensive Care Unit, ICU）において声門下分泌物を1時間ごとにドレナージしたところ、人工呼吸器関連肺炎（ventilator associated pneumonia, VAP）が減少したという報告があります。VAPがみられた患者であっても、その発症を遅らせることができました。したがって、患者の声門下域に溜まった気管支分泌物をドレナージするために気管内カフの上に背面ルーメンを付属した挿管チューブを用いることが有用です。また、抜管

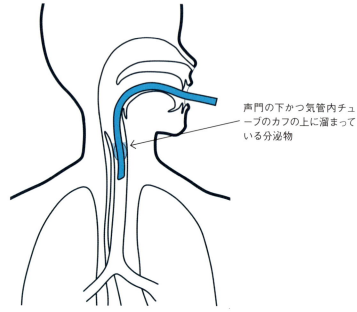

図1 声門の下かつ気管内チューブのカフの上に溜まっている分泌物

のために挿管チューブのカフの空気を抜く前、またはチューブを動かす前にはチューブのカフの上から分泌液を確実に除去することも大切です。挿管チューブを取り扱うときには、2階のトイレの汚水が自分の部屋にしたたり落ちないような努力が必要なのです。

> **Point**
> 患者の声門下域に溜まった気管支分泌物をドレナージするために「気管内カフの上に背面ルーメンを付属した挿管チューブ」を用いる。また、抜管のために挿管チューブのカフの空気を抜く前、またはチューブを動かす前には、カフの上の分泌液を確実に除去する。

Point of View 3　アフリカ旅行時の発熱 ＝ ICUでの発熱

　バックパッカーとして海外旅行に行くことが大好きな人がいました。職場の上司は「そんな危険な所に行かないほうがいい」と反対しましたが、なんとか説得して、夏休みを2ヵ月とって世界一周をすることにしました。東南アジア、アフリカ、南米などにも行くのですが、そのような地域には腸チフス、デング熱、マラリアといった感染症が流行しています。結局、その人はデング熱に罹患したようなのですが、やはり流行地域に滞在すれば、これらの感染症に罹患することがあるのです。もちろん、流行していない地域での滞在であれば感染しません。

　たとえば、日本に住んでいてマラリアに罹患することはないのですが、アフリカのような流行地域に滞在すると感染する可能性が高くなるのです。人々は「現在滞在している環境に棲み着いている病原体」に感染するのです。

［ICUには耐性菌がウヨウヨ］

　それではICUはどのような環境でしょうか？　多数の重症患者が入院しており、広域抗菌薬が投与されていることが多いといえます。そのような環境表面や入院患者には耐性菌が付着している可能性が高いと考えるのが妥当です。そこで勤務している医療従事者が手指衛生を怠ると、手を介して「患者⇒患者」「環境表面⇒患者」に耐性菌が伝播するのです。すなわち、ICUに滞在するということは、耐性菌に曝露しやすい環境に滞在していることになります。耐性菌があちらこちらにウヨウヨいる環境に長期間滞在すれば耐性菌に汚染されることでしょう。

　VAPを発症した場合、ICUに移動して間もないならば、耐性菌が原因である可能性は低いといえます。患者が耐性菌に汚染される前にVAPを発症したからです。しかし、ICUに入室して数日経過してから発症した場合や、

人工呼吸器を開始してから数日で発症した場合にはVAPの原因菌が耐性菌の可能性が高くなるのです。すなわち、VAPの原因菌はICUの滞在期間や人工呼吸期間の日数に依存して異なってくると考えるのが妥当です。そのため、VAPを「早期発症型肺炎」と「晩期発症型肺炎」に区別すると原因菌の推定に役立つのです。

早期発症型肺炎はICUへの入室または人工呼吸のための挿管をしてから96時間以内に肺炎が発生した場合、晩期発症型肺炎は96時間以降に肺炎が発生した場合となります。早期発症型肺炎は感受性菌（大腸菌、クレブシエラ属、プロテウス属、肺炎球菌、インフルエンザ菌、MSSAなど）が原因菌であることが一般的です。一方、晩期発症型肺炎は耐性菌（緑膿菌、MRSA、アシネトバクター属など）が原因菌である可能性が高くなるのです。

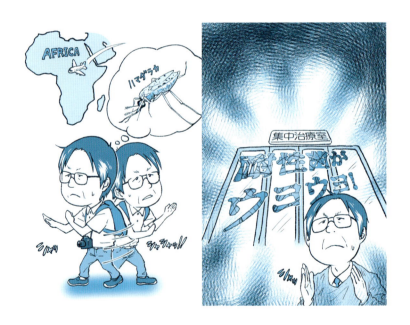

> **Point** 人工呼吸器関連肺炎は早期発症型肺炎および晩期発症型肺炎に分類される。前者では感受性菌が、後者では耐性菌が原因菌である可能性が高い。

Point of View 4　周囲の人々から嫌われる人とは？

　ものすごく重要な仕事を適切にこなしているのに、周囲の人々から嫌われる人がいます。職場にはいなくてはならない人なのに嫌われているのです。その理由にはさまざまなものがあります。「性格が悪い」とか「生活習慣が不潔である」といったことです。性格が悪いというのは、周囲の人に意地悪であるとか、本人は気付かないけれど、周囲の人々を不快にしてしまう発言をするなどというものです。生活習慣が不潔であるというのは、何ヵ月も風呂やシャワーを使用せず、歯磨きもせず、下着も変えないといったことです。近づくと口臭や体臭がモンモンとしているような人です。そのような問題を抱えている人であっても、とても重要な仕事を着実にこなしているならば、職場から追い出す訳にはいきません。職場に必要な人ならば、多少の意地悪や臭いは我慢すべきです。

［気管内挿管は感染対策では嫌われている］

　「気管内挿管」もこれに似ています。「気管内挿管」はきわめて重要な医療行為であり、これによって多くの人々が救命されます。救急外来に運ばれた脳卒中や心不全といった患者に挿管して救命するなどということは数多く経験することです。しかし、「気管内挿管」は肺炎を引き起こしやすいという問題をもっているので、病院感染対策では嫌われています。実際、VAPの主な危険因子は「気管内挿管を必要とする人工呼吸」なのです。気管内挿管

すると、病原体が気管内チューブを通過して下気道に直接到達してしまいます。そのため、挿管は感染対策では可能な限り避けたい医療行為なのです。

人工呼吸は必要であるけれど、気管内挿管は避けるにはどうしたらよいでしょうか？それは、「非侵襲的人工呼吸」です。これは気管内挿管する代わりに、顔または鼻マスクを用いて人工呼吸するというものです。実際、非侵襲的人工呼吸は肺炎の危険性を減少させたという報告がいくつもあります。そのため、医学的に禁忌でなければ、緊急挿管の必要のない呼吸不全の患者（慢性閉塞性肺疾患や心不全など）では非侵襲的人工呼吸を選択することが適切なのです。人工呼吸から離脱するときに非侵襲的人工呼吸を実施すれば気管内挿管の期間を短縮することができます。人工呼吸器を取り外された患者が挿管チューブを抜去した直後に呼吸状態が悪くなることがありますが、このような場合も再度挿管するのではなく、非侵襲的人工呼吸を選択するのです。こういった対応によって肺炎の危険性を減らすことができるのです。

> **! Point**
> 緊急挿管の必要のない呼吸不全患者には気管内挿管の代わりに非侵襲的人工呼吸を行う。また、気管内挿管の期間を短縮するために、人工呼吸からの離脱過程の一部として、非侵襲的人工呼吸を用いるとよい。

Point of View 5　ゴルフの腕前は練習回数に比例する？

ゴルフがとても上手な知り合いが2人います。スコアはつねに90以下という腕前です。彼らは仲の良い友達で一緒にゴルフ場に行ってゴルフを楽しんでいます。しかし、お互いのスコアが気になるのか、ライバル意識があるのか、2人とも別々にゴルフの打ちっぱなしに行って練習しています。一人

はゴルフの腕を維持するために週3回も打ちっぱなしに行っています。彼は「とにかく週3回は練習しなければ、腕が落ちてしまう」と思っているからです。仕事を早めに切り上げ、家族と過ごす時間も節約し、ゴルフに打ち込む生活を続けています。

もう一人はこう考えました。「このスコアを維持するために必要な打ちっぱなしの回数はどの程度だろうか？」と。彼は、週3回を週2回に減らし、スコアの変化をみました。スコアは悪くなりませんでした。さらに、週2回を週1回にしたのです。それでもスコアは維持されました。そこで、思い切って月1回の打ちっぱなしにしたのです。やはり、スコアは大丈夫でした。その結果、彼はゴルフのスコアを維持しつつ、仕事の量も増やし、家族との団らんの時間も確保したのです。

打ちっぱなしに行くことが楽しいならば週3回でもよいでしょう。健康を目的としたものであるならば週3回でも4回でもよいことと思います。しかし、スコアの維持だけを目的とするならば、月1回でもよいかもしれません。そのような対応で得た時間をほかのこと（スポーツや家族サービスなど）に回すことができるからです。

［人工呼吸器の呼吸回路は定期交換しない！］

このような回数を減らす努力について、人工呼吸器の呼吸回路の交換頻度を考えてみたいと思います。実際、人工呼吸回路の交換頻度を減らしていった報告が数多くあります。まず、8〜16時間ごとから24時間ごとに変更しても、VAPは増加しないことを示した研究があります[4]。さらに、呼吸回路の交換頻度を24時間ごとから48時間ごとに延長しても吸気相ガスや呼吸回路の汚染を増加させないことが明らかにされました[5]。むしろ、24時間ごとの呼吸回路の交換は48時間ごとよりもVAPの危険因子となっていることを示した報告があります[6]。これに加えて、回路の交換間隔を48時間以上に延長しても、VAPは増加しないことが示唆されました[7,8]。

Hessらは、呼吸回路が48時間ごとから7日ごとに交換されても、VAP

の発生率は増加せず、器材および職員の給料において年間110,000ドル以上が節約できることを示しました[9]。Dreyfussらは、回路が患者に使用されている期間中にまったく交換しなくても、VAPを発症する危険性は48時間ごとの交換よりも高くなることはなかったと報告しました[10]。Kollefらも、人工呼吸器の使用期間中に呼吸回路を（相当汚染されない限り）無期限に交換しない患者でのVAP発生の危険性は、呼吸回路を7日ごとに定期交換している患者よりも高くはなかったことを示したのです[11]。むしろ、回路を2日ごとに交換した患者は7日ごとまたは30日ごとに交換した患者に比較して、VAPを発生する危険性が3倍を超えることを示した研究もあるくらいです[12]。

したがって、個々の患者に用いている呼吸回路を使用期間を根拠としてルチーンに交換しないことが大切です。回路は肉眼的に汚れるか機械的に不調な場合に交換するのです。酸素チューブ（鼻カニューレやマスクを含む）についても、不調または肉眼的に汚れたときに交換すればよいのです。

> **Point** 呼吸回路は使用期間を根拠としてルチーンに交換しない。回路は肉眼的に汚れるか機械的に不調な場合に交換する。

回路を交換するときには、挿管チューブにも触れることになります。チューブが動けば、「声門の下かつ気管内チューブのカフの上に溜まっている分泌物」が気道に漏れこんでしまう可能性が出てきます。この分泌物にはさまざまな病原体が含まれているので、肺に流れ込めばVAPが引き起こされてしまいます。すなわち、回路を交換することはVAPを作り出す原因にもなりうるので、交換頻度は減らしたいのです。また、減らすことによって得られた時間的余裕をほかの業務に回すことができるのです。

[引用・参考文献]
1) CDC. Guidelines for preventing health-care-associated pneumonia, 2003. https://www.cdc.gov/infectioncontrol/guidelines/pdf/guidelines/healthcare-associated-pneumonia.pdf
2) CDC. Guideline for prevention of nosocomial pneumonia. https://www.cdc.gov/mmwr/preview/mmwrhtml/00045365.htm
3) Craven DE, et al. Contaminated condensate in mechanical ventilator circuits. A risk factor for nosocomial pneumonia? Am Rev Respir Dis. 129 (4), 1984, 625-8.
4) Lareau SC, et al. The relationship between frequency of ventilator circuit changes and infectious hazard. Am Rev Respir Dis. 118 (3), 1978, 493-6.
5) Craven DE, et al. Contamination of mechanical ventilators with tubing changes every 24 or 48 hours. N Engl J Med. 306 (25), 1982, 1505-9.
6) Craven DE, et al. Risk factors for pneumonia and fatality in patients receiving continuous mechanical ventilation. Am Rev Respir Dis. 133 (5), 1986, 792-6.
7) Kotilainen HR, et al. Cost analysis and clinical impact of weekly ventilator circuit changes in patients in intensive care unit. Am J Infect Control. 25, 1997, 117-20.
8) Long MN, et al. Prospective, randomised study of ventilator-associated pneumonia in patients with one versus three ventilator circuit changes per week. Infect Control Hosp Epidemiol. 17 (1), 1996, 14-9.
9) Hess D, et al. Weekly ventilator circuit changes. A strategy to reduce costs without affecting pneumonia rates. Anesthesiology. 82 (4), 1995, 903-11.
10) Dreyfuss D, et al. Prospective study of nosocomial pneumonia and of patient and circuit colonization during mechanical ventilation with circuit changes every 48 hours versus no change. Am Rev Respir Dis. 143 (4 Pt 1), 1991, 738-43.
11) Kollef MH, et al. Mechanical ventilation with or without 7-day circuit changes. A randomized controlled trial. Ann Intern Med. 123 (3), 1995, 168-74.
12) Fink JB, et al. Extending ventilator circuit change interval beyond 2 days reduces the likelihood of ventilator-associated pneumonia. Chest. 113 (2), 1998, 405-11.

8

環境制御ガイドライン

The ultimate guide on how to use CDC guidelines

通称名	環境制御ガイドライン
正式名称	医療施設における環境制御のためのガイドライン, 2013[1]

　このガイドラインは、1985年の「手洗いと病院環境制御のためのガイドライン」[2]の改訂版です。環境表面の洗浄と消毒、環境のサンプリング、洗濯および寝具類、医療廃棄物についての最新情報を提供し、さらに、1997年の「院内肺炎予防のためのガイドライン」[3]での空気および水に関する問題点も取り入れています。引用文献数1,469というきわめて大きなガイドラインです。

　パートⅠは「医療施設の環境感染制御の背景」について詳細に述べており、パートⅡでは「医療施設における環境感染制御のための勧告」が記述されています。特に、「手指の高頻度接触面」や「手指の低頻度接触面」などの概念が有名です。

Point of View 1　「手指の接触面」はシンプル・イズ・ベスト

　世の中は複雑であり、混沌としています。しかし、物事をシンプルに理解できる努力がなされています。たとえば、「統一場理論」です。一見異なる物理現象や法則を、よりシンプルな理論でより多くを説明したいというものです。物理は難しくてよく分かりませんが、おそらく「シンプル・イズ・ベスト」ということでしょう。

　シンプルという言葉は好感をもって使用されているようです。建築関係では「シンプルに造られた洗面台」とか「シンプルなデザインだからこそ素材の美しさが際立つ」などの文言があります。料理関係では「良いものだけで作るシンプルな食事」「グルメな人ほど夢中になるシンプルフード」などと

いうのがあります。とにかく、物事を複雑なままにしておくのではなく、単純化する努力は大切なことなのです。

［環境表面の分類は簡単に］

　感染対策も同じであり、複雑な物事を、一つとまでいわなくても、二つでいいから、シンプルにできればとても嬉しいのです。実は、CDCは複雑極まりない環境表面を二つに分けてしまったのです。これはすごいことです！これによって環境表面への対策が劇的に理解しやすくなりました。彼らは環境表面を見かけで清潔と不潔で分けることはしませんでした。科学的な分け方をしたのです。

　細菌もウイルスも極小な生物なので眼で見ることはできません。すなわち、肉眼的に清潔であっても、実際にはものすごく不潔であることは十分に考えられます。ドアノブのように人々が頻回に触れるところには埃も汚れも付着しません。ピカピカです。年代の古い建物のドアノブになると色がとれてきて、本来の色よりもピカピカしています。手すりもそうです。人々の手指が頻回に触れるので、見かけはピカピカですが、しかし、手指に付着している病原体によって厳しく汚染されているのです。このような「手指の高頻度接触面」は感染源にもなりうるので、「手指の低頻度接触面」よりも頻回に清掃するのです。

　病棟や病室での清掃の頻度については、「手指の低頻度接触面」の水平表面（窓の敷居やハードフロアの表面など）には「定期的な清掃」「汚染や漏れがみられたときの清掃」「患者退院時の清掃」が必要です。壁、ブラインド、窓のカーテンなどの垂直表面はもっと頻度を減らします。肉眼的に汚れたときの清掃で十分なのです。

> **Point** 環境表面は「手指の高頻度接触面」と「手指の低頻度接触面」の二つに分類できる。前者は後者よりも頻回に洗浄・消毒すべきである。

選挙の候補者

Column

　「手指の高頻度接触面」と聞くと必ず思い出すのは、選挙のときの候補者の「白い手袋」です。彼らは支持者と頻回に握手をしています。あの手袋こそが「手指の高頻度接触面」の最たるものです。彼らがどうして白い手袋を装着しているかを考えてみました。いくつかの理由がありそうです。

　白は清潔感の象徴なので、政治的潔白を表すために白手袋をしているという話があります。また、手を振るとき白い手袋だと遠くからでも目立つというのも理由だそうです。握手の相手が女性の場合、長い爪で自分の手が傷つくのを避けるという意見もあります。夏場に演説したり、選挙カーに乗っていると汗ばんできます。そのような汗のついた素手で支持者と握手をすると汚いイメージを与える可能性があるというのも理由の一つだそうです。これらのどの理由であっても、すべて候補者のための白手袋に違いありません。

　インフルエンザや風邪に罹患していて、くしゃみや咳を手で覆ったことのある人と候補者が握手すれば、白手袋に病原体が付着します。インフルエンザウイルスは平滑な表面に24〜48時間、粗な表面では8〜12時間生きることができるので、少なくとも半日は手袋には生きたウイルスが付着しているのです。そのような白手袋で不特定多数の人々と握手をすれば、候補者は病原体の媒介者となるのです。感染対策の観点から選挙をみてみると、「候補者とは握手をしない」もしくは「握手をしたらアルコール手指消毒をする」ということがとても大切と思います。

　もちろん、候補者には白手袋を頻回に交換してほしいのです。「私は白手袋を1日50回交換します」などという公約をしてもらいたいのです。それは大切な支持者の健康を守るためには必須のことだからです。

Point of View 2 キウイやスイカは野菜？ 果物？

　物を処理するためには、それがどのような部類に分類されるかが確定していると容易かつ適切に処理することができます。

　たとえば、「キウイやスイカは野菜か果物か？」など、分類にはさまざまな意見があります。「当然、果物だろ！」などと言い切る人もいるかもしれませんが、いろいろな分類があるようです。野菜はいろいろな部分を食べるのに対して、果物は実だけを食べるのが特徴であるとか、果物屋が売るのが果物で八百屋が売るのが野菜だと言い切る人もいます。些細な問題だという方もいるかもしれませんが、野菜嫌いの人にとっては重大な問題です。野菜嫌いは子どもだけではありません。大人の野菜嫌いも多いと思います。ネットなどでは野菜嫌いの克服法などというのもみられます。野菜嫌いの定義はもちろん、「野菜が嫌いな成人もしくは子ども」ということになります。

　キウイやスイカであっても、それが野菜と判定されれば、野菜嫌いの人はそれを食べることができません。しかし、果物と判定されれば安心して食べることができるはずです。これはやむを得ないことなのです。彼らは野菜嫌いの定義に従う必要があるからです。すなわち、物がどのような部類に分類されるかということはその後の対応に大きく影響を与えることになるのです。

［医療器具を三つに分類しよう］

　ここで医療器具を分類してみたいと思います。ヒトの健康に関係するのですから、とても大切なことです。CDC は医療器具についてスポルディングの分類を使用しています。この分類は器具が使用前に汚染している場合に病原体を伝播させる可能性に基づいて、器具を三つのカテゴリーに分けています。

　そのカテゴリーは「クリティカル」（血流に直接挿入したり、普通は滅菌である体内区域に挿入する器具〔注射針や血管内カテーテルなど〕）、「セミ

表1 スポルディングの分類と器具の処理

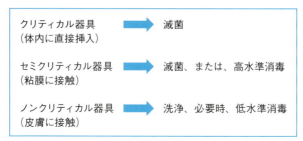

クリティカル」(正常粘膜に接する器具〔内視鏡や気管支鏡など〕)、「ノンクリティカル」(正常皮膚のみに接触する器材〔血圧計カフなど〕)です(**表1**)。

　クリティカル器具には滅菌が必要であり、セミクリティカル器具には滅菌もしくは高水準消毒が必要です。そして、ノンクリティカル器具は洗浄もしくは低水準消毒で対応します。

　1991年、CDCは「環境表面」をスポルディングの分類に追加しました。環境表面はケアの間に患者に直接接触しないのでノンクリティカルとなります。環境表面が病原体を伝播させる危険性はきわめて少ないので、医療器具や機器に用いられる方法よりも厳密ではない手段によって汚染を除いてもよいのです。基本的に消毒は必要なく、洗浄もしくは低水準消毒でよいということになります。当然のことながら、高水準消毒薬を環境表面に使用することはできません。

> **Point**
> スポルディングの分類では医療器具は「クリティカル」「セミクリティカル」「ノンクリティカル」に分類される。環境表面はケアの間に患者に直接接触することはないのでノンクリティカルとなる。

Point of View 3　あなたのストーブは何畳用？

　冬になるとストーブが用いられます。夏になるとエアコンが利用されます。エアコンには冷房専門のものもあれば冷暖房用のものもあります。もちろん、地球温暖化対策ということで、ストーブもクーラーもまったく使用せずに、ひたすら我慢する人もいることでしょうが、ここでは一般的な話をしたいと思います。

　ストーブやエアコンを購入しようとするときには、必ず「○～○畳用」というのを確認することになります。これを間違えると冷暖房が不十分になってしまうからです。

　もし、4畳半用のストーブやエアコンを購入して、それを大きな体育館で使用していたとしたらどう思いますか？　当然のことながら、そのような機器で空気を暖めたり冷やしたりしても、体育館では薄まってしまい、冷暖房の効果はなくなってしまいます。やはり、物事を実行するときには、利用しようとしている物が適切な環境や状況で用いられることを確認することがとても大切なのです。4畳半用の冷暖房機器を体育館で使用するということは適切ではありません。

［アルコールの消毒範囲は狭い！］

　しかし、このような不適切な対応が、臨床現場で頻回に見受けられるのです。それはアルコールを環境表面に使用するということです。確かに、濃度60～90％のエチルアルコールやイソプロピルアルコールは小面積の表面（数回量薬剤バイアルのゴムストッパーや温度計など）の消毒に用いられることはあります。器具の外部表面（聴診器など）にも使用されることもあります。しかし、アルコールはすぐに蒸発するので、広範囲の環境表面に利用しようとすると、消毒に必要な接触時間を確保できないのです。すなわち、テーブルの上、壁、床といった広い環境表面にアルコールは使用できないのです。

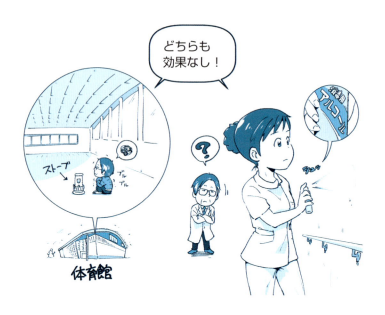

　時々、アルコールスプレーを壁などに吹き付けている施設もありますが、接触時間が不十分なので単なる儀式となっていると考えるのが適切と思います。

　それでは、大量のアルコールを環境表面に塗りたくればいいのでは、と言う人も出てくるかもしれません。それは引火の問題や経済的な問題が発生すると思います。また、大量のアルコールを病室などに使用すれば、そこにいる人がアルコール中毒になってしまいます。大きな器材をどうしてもアルコールで消毒したいならば、アルコール浸漬しかありません。ただ、アルコールをゴムや特定のプラスチックに長期に繰り返して使用すると、変色したり膨張したり、堅くなったり裂けたりするので注意しましょう。

> 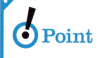 **Point**
> 広範囲の環境表面にアルコールを使用しない。アルコールは数回量薬剤バイアルのゴムストッパーや温度計などの小面積の表面の消毒に用いる。

Point of View 4 子どもが鼻血を出しても慌てない

　子どもはよく鼻血を出します。キーゼルバッハ部位（鼻中隔の前下端部の粘膜の部位）からの出血がほとんどです。また、鼻をほじったり、鼻を何度もかんだりしても、この部位から出血することがあります。身体が温まって、血管が拡張するだけでも出血することがあります。花粉症などのアレルギーや風邪などで鼻粘膜に炎症がみられれば、容易に出血します。睡眠中に鼻出血があり、朝に目が覚めたらシーツに血が染み込んでいることもあります。

　筆者の娘が幼稚園のころのことです。家内が友人と話をしていたら、友人が「私は昔は鼻から出てくる血液を『ちが』と呼ぶと思っていたのよ」と言ったようです。「血が」という名詞＋助詞を「ちが」という一つの名詞と勘違いしていたというのです。面白い話ですね。そこで、幼稚園から娘が帰ってきたので、家内が「鼻から出てくる赤いのはなあに？」と聞いたそうです。そしたら、娘は「ちが」と回答したのです。そのときは、大笑いだったそうです。このように「血」を「ちが」と思っている子どもは相当数いると思いますので、皆さんも子どもを見かけたら、一度確認してはいかがでしょうか？

［血液が床にこぼれたとき］

　このように血液がしたたり落ちるというのは病院では採血処置のあととか、中心静脈の挿入などの医療行為のあとに発生することが多いと思います。もちろん、患者が突然に吐血や喀血することもあります。このような場合は床や壁などの環境表面に血液が付着してしまいます。どのように処理すべきなのでしょうか？

　CDCは、血液は迅速に除去して表面を消毒することを推奨しています。血液がこぼれた場所を除染するときは、こぼれが生じた状況や血液の量によって対応が異なります。少量のこぼれは、1回拭うことで処理できますが、

大量の血液がこぼれた場合は、最初にペーパータオルなどの吸湿性物質で肉眼的に見える有機物質を取り除いてから、その区域を洗浄/除染することになります。この場合、その区域の表面を家庭用漂白剤にて除染します。次亜塩素酸ナトリウムを使用して除染するならば、血液を拭いとってから、500ppm（0.05％）の次亜塩素酸ナトリウム溶液にて消毒します。大量の血液の場合には5,000ppm（0.5％）を用います。5,000ppmであっても、大量の血液のなかの高濃度のウイルスを完全には不活化できないので大量のこぼれの場合には有機物を十分に除去することがとても大切なのです。

> **Point** 血液が床などにこぼれた場合には血液を迅速に除去して床の表面を消毒する。少量のこぼれでは500ppm（0.05％）の次亜塩素酸ナトリウム溶液を用いる。大量の場合は5,000ppm（0.5％）を用いる。

Point of View 5　カーペットには微生物が潜んでいる！

　毎年、2月末〜3月初めになるとハリウッドでのアカデミー賞の授賞式が放映されます。これは映画のキャストやスタッフを表彰するものであり、多くの有名人が参加しています。このとき、芸能人は車から降り、レッドカーペットの上を悠然として歩き、写真撮影に応じています。ハリウッドだけではありません。日本においても、国賓が来日したときの陸上自衛隊の儀仗隊のセレモニーでも、レッドカーペットの上を国賓の方が歩かれます。カーペットが敷いてあると何だか豪華な雰囲気になります。

［病院の床のカーペット］

　病院でも床にカーペットが敷かれているところは多いと思います。病棟でのカーペットの利点には、騒音を減らすことができるとか、高齢者が転倒したときの怪我を減らすことができるというものがあります。しかし、ハードフロアに比べてカーペットは血液や生体物質をこぼしたあとの清潔を保つことが困難です。車輪のついている器具（車椅子、カート、車輪の付いた担架など）を移動させることも難しいのです。さらに、いくつかの研究によってカーペットの上にはさまざまな微生物の集団（主に細菌や真菌）が存在していることが示されています。

　カーペットではさまざまな微生物が多数安定して生息することができます。新しいカーペットであっても微生物は早期から増殖しはじめ、約4週間後には増殖がプラトーに達します[4]。カーペットを洗浄したり吸引すれば、一時的に微生物の数は減少しますが、すぐに再増殖して洗浄前のレベルに戻ってしまいます[4-6]。さらに、湿っていたり濡れていたりするカーペットはグラム陰性菌や真菌が増殖する環境を提供します。

　このようにカーペットには微生物が増殖・存在しているというエビデンスがあるにもかかわらず、正常免疫の患者がいる区域においてカーペットが感染に関連したという疫学的エビデンスはほとんどありません[6,7]。しかし、水漏れの可能性のある区域（検査室、流し台の周囲区域など）や易感染性の患者がいる区域（造血幹細胞移植病棟、熱傷病棟、集中治療室、手術室など）ではカーペットの使用を避けるのが望ましいのです。

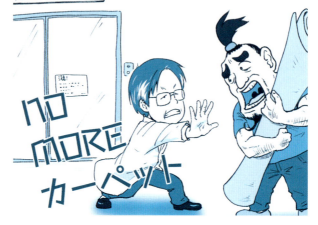

 Point 免疫が正常な患者の病室や病棟にカーペットが敷かれていても構わないが、造血幹細胞移植病棟などの易感染性患者のいる区域ではカーペットを使用しないほうがよい。

　カーペットのある病棟では定期的に清掃しますが、このとき、安易に掃除機で吸引するとエアロゾルが発生したり、カーペットの微生物が空気中に拡散することがあります。そのため、特にハイリスク患者の診療区域でのカーペットの吸引では埃の拡散をできるだけ少なくするようにHEPAフィルタを装備する必要があります[8]。

[引用・参考文献]
1) CDC. Guidelines for environmental infection control in health-care facilities, 2013. https://www.cdc.gov/infectioncontrol/pdf/guidelines/environmental-guidelines.pdf
2) CDC. Guideline for handwashing and hospital environmental control, 1985. https://wonder.

cdc.gov/wonder/prevguid/p0000412/p0000412.asp
3) CDC. Guidelines for prevention of nosocomial pneumonia,1997. https://www.cdc.gov/mmwr/preview/mmwrhtml/00045365.htm
4) Anderson RL. Biological evaluation of carpeting. Appl Microbiol. 18 (2), 1969, 180-7.
5) Lanese RR, et al. A study of microflora on tiled and carpeted surfaces in a hospital nursery. Am J Public Health. 63 (2), 1973, 174-8.
6) Suzuki A, et al. Bacterial contamination of floors and other surfaces in operating rooms: a five-year survey. J Hyg (Lond). 93 (3), 1984, 559-66.
7) Anderson RL, et al. Carpeting in hospitals: An epidemiological evaluation. J Clin Microbiol. 15 (3), 1982, 408-15.
8) Gerson SL, et al. Aspergillosis due to carpet contamination. Infect Control Hosp Epidemiol. 15 (4 Pt 1), 1994, 221- 3.

9

手指衛生ガイドライン

| 通称名 | 手指衛生ガイドライン |
| 正式名称 | 医療施設における手指衛生のためのガイドライン，2002[1] |

　このガイドラインは1985年の「手洗いと病院環境制御のためのガイドライン」[2]における手の衛生に関する勧告を更新することを目的として作成されました。二つのパートに分かれており，パートⅠでは手指の衛生の歴史についての全体像を提供するとともに，関連する科学的データをレビューしています。パートⅡでは病院感染制御対策諮問委員会（Healthcare Infection Control Practices Advisory Committee，HICPAC）などの幾つかの専門機関のコンセンサス勧告を提供しています。病院感染対策の基本である手指衛生についての戦略をCDCが大きく転換したガイドラインです。

Point of View 1　森林公園のトイレの悲劇

　ある日のこと，健康のためにということでハイキングに行くことになりました。ハイキングをしながら，おにぎりを食べようと，コンビニに立ち寄って，おにぎりとお茶を購入して車で1時間ほどの森林公園に行ったのです。もちろん，森林の中でおにぎりを食べるので，手指衛生が必要です。アルコール手指消毒薬の小型のものを持参して完璧な感染対策をしたのです。

　2時間ほど歩いたところで，トイレに行きたくなりました。周りを見渡すと，こぎれいなトイレがあったので，そこを使用することにしました。トイレの扉のドアノブを握ったときに，何かグニュッという感触が手に伝わりました。慌てて手を見たところ，何か黄色っぽいものが手に付着したので，臭いを嗅いでみました。糞便のようでした。

　このようなときは，皆さんはどうするのでしょうか？　トイレの流水と石けんで手洗いして糞便を手指から洗い流すか，持参したアルコール手指消毒

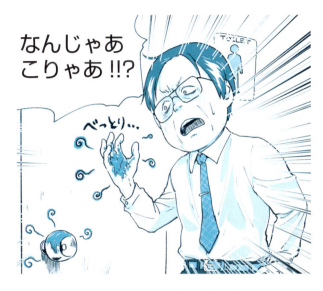

薬を糞便の上から注いで、ゴシゴシとまんべんなく手を擦るか？ おそらく、手洗いして糞便を洗い流すことでしょう。ある程度のボリュームのある糞便にアルコールを注いでも十分な殺菌は期待できないし、第一、糞便を手全体に塗り付けることになります。

　このような、とっさの判断は直感によるものと思います。直感的に、手指が糞便で肉眼的に汚れているときにはアルコールによる手指消毒ではなく、石けんと流水による手洗いのほうが有効であると判断されるのです。そして、その直感は正しいのです。アルコールなどの消毒薬は大量の汚れがあるときに、そこに注いでも効果は期待できないのです。

［正しい手指衛生とは］

　手指衛生の方法には二つあります。手指が肉眼的に汚れていなければ「アルコールによる手指消毒」をします。蛋白物質や汚れなどが付着している場合には「石けんと流水による手洗い」をします。このように手指衛生ではアルコールの使用が優先されるのですが、どうしてでしょうか？

まず、アルコールは容易に利用できます。患者の周辺や病室の入り口に設置したり、スタッフが身に着ければ、診療やケアに必要なときにアルコール手指消毒が可能となります。また、アルコールは石けんと流水よりも殺菌効果が強く、手荒れが少ないというメリットもあります。WHOの「私の手指衛生の5つの瞬間」[3]のタイミングで手指衛生するためにはアルコールを使用せざるをえません。

　そのようなアルコールですが、弱点があります。手指が蛋白物質や血液などに汚染された場合には、その上からアルコールを用いても効果が期待できません。このような場合には石けんと流水にて手洗いします。また、クロストリディオイデス・ディフィシルなどの有芽胞菌に感染している患者やノロウイルス胃腸炎の患者をケアしたときにも石けんと流水による手洗いをします。芽胞はアルコールによって殺菌できません。ノロウイルスはアルコールに抵抗性があります。最近はアルコール製剤のpHを低くすることによってノロウイルスにも対応できる製剤が利用できるようになってきました。

　「アルコール手指消毒」と「石けんと流水による手洗い」では前者のほうが殺菌効果が強いということから、石けんと流水による手洗いをしたあとに念のためにアルコール手指消毒を追加する人がいます。このような行為は手荒れを作り出すことになるので、ぜひともやめていただきたいと思います。「アルコール手指消毒」もしくは「石けんと流水による手洗い」を実施しますが、両者を連続的に実施してはいけないのです。

　また、石けんと流水での手洗いの場合、温水に手指を繰り返しさらすと、皮膚炎のリスクが増大するので、温水はできるだけ避けるようにします。石けんは液体でも固形でも構わないけれども、固形石けんを使用する場合には水はけのよい石けん受けに石けんを置くようにします。そして、小さな固形石けんを使用します。大きな固形石けんを使用していると、長期の使用となり、表面の汚染が蓄積されてしまいます。

> **Point** 手が肉眼的に汚れていなければ、アルコール手指消毒する。手が肉眼的に汚れていたり、蛋白性物質が付着している場合、および、血液やほかの体液による汚染がある場合には石けんと流水による手洗いをする。「石けんと流水による手洗い」と「アルコール手指消毒」を連続的に実施してはならない。

Point of View 2　外科医は料理をしてはならない

　医学生のころに外科の講義を受けました。講義の予告は「次回は最も大切な授業なので、学生は必ず出席のこと」ということでした。そのため、ほとんどの学生が出席したと思います。授業の内容は手術時手洗いについてでした。当時は、ポビドンヨードを塗布したブラシで手と前腕をゴシゴシと擦るというものでした。手に細菌が付着したままで手術をすると、手袋が破けたときに患者に感染するから十分に手洗いする必要があるという授業でした。

　授業後、先生は「外科医は手を怪我してはならない。傷をつくると手術ができないからだ。だから、料理も作ってはならない。包丁などで手を怪我したら手術ができなくなる！」と言ったのです。このときは実に納得しました。医師になるからには患者のために全力を尽くす必要があると信じていました。そのためには料理を作ってはならないという強烈なメッセージでした。

　筆者はそれを実行しました。料理を作ることはできません。卵焼きならばできますが、それ以上のことは生まれてから今までやったことはありません。中学校でも男子は技術、女子は料理という時代でしたから、料理について習ったことはありません。その手術時手洗いの授業には大多数の学生が出席していたので、私の同級生の多くは料理はできないと思います。もし、料理を

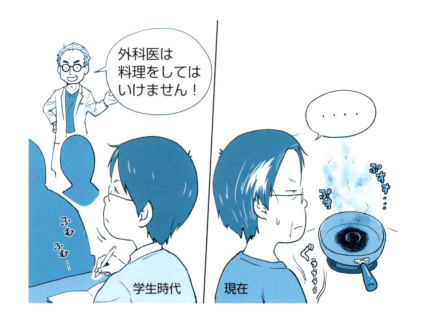

している同級生がいたら、それは授業をさぼっていたか、授業中に居眠りをしていたかでしょう。私のような真面目な学生はきっちりと授業を聞いて、その教えを守っているのです。

[手術時手洗いはアルコールで！]

　話がかなり本題から外れてしまったのですが、要するに、昔は手術室での手洗いはブラシに石けんをつけて、ゴシゴシと手と前腕を擦るというものだったのです。かなり長い時間擦るので、腕を上げているのがつらくなることもありました。仕事を終えて、帰宅してから入浴するときにはゴシゴシしたところがヒリヒリすることもありました。しかし、このような手洗いは皮膚を損傷し、結果的に手から脱落する細菌数を多くしてしまったのです。現在は、石けんと流水による手洗いのあとに持続活性のある消毒薬を含有したアルコール製剤で手指消毒をすることが推奨されています。このようにアルコール手指消毒薬を乾燥するまで擦り込む消毒法をラビング法（擦式法）とい

表1　ラビング法

①指輪、時計、ブレスレットを外す。
②流水下にてネイルクリーナーを用いて爪の下の汚れを取り除く。
③石けんで手および前腕を前洗いし、その後は完全に乾かす。
④持続活性のある消毒薬を含有したアルコール製剤を用いて、手および前腕を擦る。
⑤滅菌手袋を装着する前には手および前腕を十分に乾かす。

います。具体的には のように行います。

　それでは、アルコールアレルギーの人はどうしたらよいのでしょうか？ アレルギーに耐えながら、アルコール手指消毒をするのでしょうか？ 実は、CDCは2～6分間のスクラブ法も可能としています。スクラブ法というのは、洗浄剤を配合した手洗い用消毒薬を使って、よく泡立てて擦った後に流水で洗い流す方法です。ブラシは使用しません。この方法では洗浄と消毒を同時に行うことができます。長時間（10分以上）のスクラブは必要ありません。

> **Point** 手術時手指消毒では、持続活性のある消毒薬を含有したアルコール製剤を用いる。

Column

指輪が外せない

　手指衛生の講演をしたあとに、興味深い質問を受けました。「病棟看護師が指輪をしているが、昔から指にはめているので、どうしても取れないそうです。指輪をしていると手指が不潔になるので、取り外してほしいのですが、大切な指輪を切断してまで取り外す必要はあるのでしょうか？　どうしたらよいですか？」とのことでした。CDCの手指衛生ガイドラインから関連部分を抽出すると 表2 のようになります。

　このような事実から筆者は質問者に対して、「その看護師との信頼関係で決まると思います。手指衛生を必ず実施していると信じているならば、そのまま勤務していただいてよろしいと思います。しかし、手指衛生が疎かになっているのではと疑っているならば、指輪を切断してでも取り除いていただいたほうがよいでしょう」と回答しました。

表2　指輪着用の有無における細菌数の違い

> 指輪の下の皮膚は指輪をしていない指に比較して、細菌汚染が著しいことが知られている。看護師の40％が指輪の下の皮膚にグラム陰性桿菌（クレブシエラ属やアシネトバクター属など）を保持しており、また、何ヵ月も指輪の下に同じ病原体をもっている看護師もいた。60人以上の看護師を対象とした最近の研究によると、指輪がグラム陰性桿菌や黄色ブドウ球菌を運ぶ唯一の有意な危険要因であり、病原体の濃度は着用された指輪の数に比例していることが多変量解析によって示された。しかし、手洗いすれば、手指の細菌数は指輪を着用している人もしていない人も同程度であることが示されている。

［引用・参考文献］
1) CDC. Guideline for hand hygiene in health-care settings. https://www.cdc.gov/mmwr/PDF/rr/rr5116.pdf
2) CDC. Guideline for handwashing and hospital environmental control. https://wonder.cdc.gov/wonder/prevguid/p0000412/p0000412.asp
3) WHO. Guidelines on hand hygiene in health care.
　［Full version］http://whqlibdoc.who.int/publications/2009/9789241597906_eng.pdf
　［Summary］http://whqlibdoc.who.int/hq/2009/WHO_IER_PSP_2009.07_eng.pdf

10

透析ガイドライン

通称名	透析ガイドライン
正式名称	慢性血液透析患者における感染予防のための勧告，2001[1)

　このガイドラインでは慢性血液透析患者を対象としたHBV、HCV、HIV、ブラッドアクセス感染の予防法が詳細に記載されています。また、透析室では一般病棟で広く行われている標準予防策では不十分であり、透析室の感染対策が必要であることも明記されています。そして、透析室の感染対策が遵守されていれば、バンコマイシン耐性腸球菌などの多剤耐性菌については、必ずしも接触予防策は必要ではないことも記載されています。すなわち、透析室の感染対策は接触予防策に近いものということになります。

Point of View 1　人は城、人は石垣、人は堀

　戦国時代の武将といえば、織田信長、豊臣秀吉、徳川家康、武田信玄といった人々があげられます。もちろん、上杉謙信や伊達政宗といった武将も有名です。彼らに由来する名言や格言などが数多く残されています。織田信長が桶狭間の戦いの前に舞った「敦盛」(平敦盛をテーマにした舞の演目の一つ)の「人間五十年、下天の内をくらぶれば、夢幻のごとくなり」(人の世の50年間は天界の時間と比すれば夢幻のように儚いものだ)は有名ですね。豊臣秀吉も辞世の句「露と落ち　露と消えにし　我が身かな　浪速のことも夢のまた夢」(夢の中で夢を見ているかのような、なんとも儚い生涯だった)も多くの人が知っていることと思います。徳川家康も遺訓「人の一生は重荷を負うて遠き道を行くがごとし」(人生とは、重い荷物を背負って、上り坂をひたすら歩き続けるようなものだ)を残しています。

　筆者は武田信玄が残した名言「人は城、人は石垣、人は堀、情けは味方、仇は敵なり」を聞くと、透析室の感染対策を思い浮かべてしまいます。この

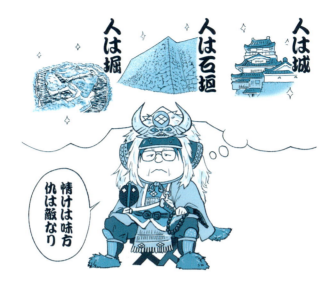

名言の意味は「人は城と同じ、人は石垣と同じ、人は堀と同じ、人に情けをかけていれば助けてくれる、人に恨みを買うような発信や行動をしていると裏切られたりする」ということなのですが、「人は城、人は石垣、人は堀」の部分が気になるのです。ヒトを「敵の侵入を防ぐための盾」にするようなイメージを思い浮かべてしまうからです。CDCはHBs抗原（−）HBs抗体（＋）の患者を「ウイルスの伝播を防ぐための盾」として活用することを推奨しています。これについて解説しましょう。

[透析室のHBV感染対策は厳重に！]

透析では目に見えないほどの血液がベッド周辺に飛び散って付着しています。実際、透析室では、HBs抗原が鉗子、はさみ、透析装置のコントロールスイッチ、ドアノブで検出されます[2]。HBVは環境にて比較的安定しており、室温では環境表面に少なくとも7日間は生き続けることができます[3]。そのため、スタッフが手袋を新しく交換したとしても環境表面に触れてしまうと、HBVが手袋に付着し、その手袋を装着した手で別の患者のシャント

表1 透析室での HBV の伝播経路

```
患者 A の HBs 抗原（＋）血液
        ↓
手袋、鉗子、器械などの表面に付着
（HBV は環境表面に 7 日間生き続ける）
        ↓
新しい手袋に替えてもスタッフが
環境表面に触って HBV を手袋に付着させる
        ↓
患者 B の刺入部位に HBV を付着させる
```

穿刺部位に触れれば、そこに HBV が付着し、穿刺時に血管内に入り込んでしまうのです（**表1**）。

このような伝播を避けるために、HBs 抗原（＋）患者（＝周辺環境を HBV で汚染する患者）を HBs 抗原（－）HBs 抗体（－）患者（＝HBV に感受性がある患者）から離す努力をするのです。そうすれば、透析患者での HBV 感染の頻度を 70〜80％ 減少させることができるのです[4, 5]。したがって、HBs 抗原（＋）患者は隔離室で透析するのがベストです。しかし、隔離室を設備している透析室は少ないと思います。

個室隔離できなければ、透析室の片隅に HBs 抗原（＋）患者のベッドを固定し、その周囲に HBs 抗原（－）HBs 抗体（＋）患者（＝HBV に免疫がある患者）を配置します。さらにその外側に HBs 抗原（－）HBs 抗体（－）患者のベッドを配置するのです。すなわち、HBs 抗原（－）HBs 抗体（＋）患者を HBs 抗原（＋）患者と HBs 抗原（－）HBs 抗体（－）患者の間の緩衝に利用するのです（**図1**）。「人は城、人は石垣、人は堀」のように利用せよということです。

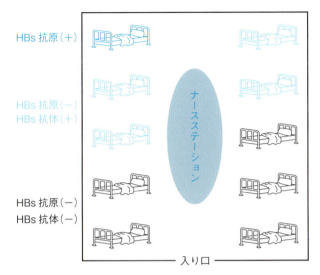

図1 透析室での HBV 感染患者のベッド配置

 Point　HBs 抗原（＋）患者は個室隔離で透析する。個室隔離できなければ、透析室の片隅に HBs 抗原（＋）患者のベッドを固定し、その周囲に HBs 抗原（－）HBs 抗体（＋）患者を配置する。そして、その外側に HBs 抗原（－）HBs 抗体（－）患者のベッドを配置する。

　このようなベッド配置に加えて、スタッフについても配慮しなければなりません。透析患者をケアするとき、同じスタッフが HBs 抗原（＋）患者と HBs 抗原（－）HBs 抗体（－）患者を同時にケアしてはいけません。スタッフが自分の手指や白衣などに HBV を付着させて、患者間で移動させるからです。しかし、HBs 抗原（＋）患者と HBs 抗原（－）HBs 抗体（＋）患者は同時にケアしても構いません。HBs 抗体（＋）なので HBV に感染する

ことはないからです。もちろん、HBs抗原（−）HBs抗体（＋）患者とHBs抗原（−）HBs抗体（−）患者を同時にケアしてもよいのです。HBVに感染していないからです。

同じスタッフがHBs抗原（＋）患者とHBs抗原（−）HBs抗体（＋）患者、あるいは、HBs抗原（−）HBs抗体（＋）患者とHBs抗原（−）HBs抗体（−）患者を同時にケアしてもよいが、HBs抗原（＋）患者とHBs抗原（−）HBs抗体（−）患者を同時にケアしてはいけない。

透析患者がHBVに感染すると、ほとんどがキャリアとなり、HBVを環境表面に付着させるので、HBV感染した透析患者を迅速に見つけ出すことも重要です。そのため、透析患者のHBs抗原検査はできるかぎり、頻回に実施するのが望ましいといえます。

HBs抗原（−）の透析患者ではHBs抗原検査を頻回に実施するのが望ましい。

Point of View 2　新幹線のトイレの床に直接座ることができる?

　徹夜の仕事から帰宅すると、ドッと疲れが出てきます。そのとき、畳の上でゴロッと横になってしまいます。そのまま眠ってしまうこともあります。茶道をたしなんでいる方は茶碗や菓子器を畳の上に置いています。長い間の正座でよく足が痺れないなと感心してしまいます。時々、「茶道で足が痺れない方法はありませんか？」などとネットで質問している人もいるので、苦しんでいる人がいることは確かです。いずれにしても、畳は日本の生活や伝統に欠かせないアイテムであることは確かです。

　しかし、感染対策を念頭に置きながら、畳について考えてしまうととんでもないことが脳裏に浮かんできます。「畳の上でゴロッと横になったり、茶碗を置いたりする行為を新幹線のトイレの中でできるのか？」という問いです。横になったり、茶碗を置くどころか、新幹線のトイレの床に直接座ることもしないと思います。このような違いはどこから来るのでしょうか？　おそらく、「畳からは病原体は伝播しない」「トイレの環境表面からは病原体が伝播する」という前提があるからと思います。これは「標準予防策」と「透析室の感染対策」の前提の相違に似ています。

[「標準予防策」と「透析室の感染対策」]

　透析室は感染対策上、きわめて特殊です。透析室は病棟ではありません。血液飛散が頻回にみられる特殊な環境であり、手術室に近いといえます。手術室では個室にて手術していますが、透析室では数件の小手術を同じ部屋で同時に行っています。それゆえ、透析室に一般病棟の感染対策をもち込むことはきわめて危険であり、一般病棟で行われている標準予防策と透析室で行われる感染対策を混同してはならないのです。HBV および HCV 感染のアウトブレイクが血液透析患者にて発生している理由の一つとして、スタッフ

表2 「標準予防策」と「透析室の感染対策」の相違

> [手袋]
> 標準予防策：血液、体液、分泌物、排泄物などに触れるときのみに装着する
> 透析室の感染対策：患者や透析器材に触れるときはいつでも装着する
>
> [器具・薬剤]
> 標準予防策：供給器材、器具、薬剤を単一の患者に使用するように制限はしていない
> 透析室の感染対策：これらを患者間で共有しない。薬剤トレイやカートは共有しない

が「標準予防策」と「透析室の感染対策」を混同していることがあげられています。

ここで「標準予防策」と「透析室の感染対策」の相違について解説します。標準予防策は日常診療において環境表面から病原体が伝播しないという前提の対策です。そのため、環境表面に触れるときには手袋の装着は求められません。血液、分泌液、排泄物、汚物に接触するときに手袋を装着することとなっています。ガウンやマスクなども必要に応じて装着します。

一方、透析室では環境表面に病原体が付着しているという前提で感染対策をするので、標準予防策に加えて、さらに厳重な予防策が行われなければなりません。透析室の感染予防策ではつねに手袋を装着し、サプライ、器具、薬剤、薬剤トレイを共有することを制限しています。薬剤カートの共有使用も禁止しています（**表2**）。

Point 透析室では環境表面から病原体が伝播する可能性が高いので、標準予防策に加えて、さらに厳重な予防策を行う。

Point of View 3 　的外れな対策とは？

　皆さんの身の回りにも数多くの「的外れな対策」が行われていて、それに苛立っている人もいるのではないでしょうか？「的外れな対策」は労多くして、問題を解決しない対策だからです。的外れな対策で有名な事例を紹介しましょう。

　「緑化」とは、植物が少なくなっているところに植物を植えることによって緑を取り戻そうという運動です。中国で有名になった「的外れな対策」として、緑色のペンキをハゲ山の山肌に塗りたくってすばやく緑化したというものがあります。また、お墓の多い山で墓すべてを緑色のペンキで塗ったという事例もあります。「緑化」の意味を取り違えることによって「的外れな対策」がなされてしまったのです。まさしく、労多くして（ペンキを塗るのは大変）、問題を解決しない（山の森林は戻らない）対策と思います。

［透析室の HCV、HIV 対策は適切に！］

　実は、透析室でも「的外れな対策」がなされていることがあります。それは HCV や HIV 感染者の透析ベッドの指定です。確かに、HBV に感染している患者の透析ではベッド配置が重要です。すでに述べたように、HBs 抗原（＋）患者と HBs 抗原（－）HBs 抗体（－）患者は決して隣り合わせで透析してはいけません。しかし、HCV や HIV に感染している透析患者についてはベッドを指定する必要はありません。HBV に比較して患者の血中のウイルス量がきわめて少ないので、環境表面を介しての伝播の可能性がほとんどないからです。

　HCV に感染している患者のベッドを指定すると大きな矛盾が発生します。HBs 抗体については一つのサブタイプの感染やワクチン接種はすべてのサブタイプへの免疫を与えますが、HCV 抗体では一つの遺伝子型またはサブタイプの感染はほかの HCV の再感染や重複感染を予防しません[6]。そのた

め、環境表面がHCVの伝播経路であるということで、HCV感染患者のベッドを指定し、複数のHCV患者をそのベッドで透析するというのは、HCV患者間でのウイルス伝播を許すことになるのです。すなわち、HCV患者のベッドを指定するということは、「HCVに感染していない患者」をHCVから守るが、「HCVに感染している患者」を別のHCVから守らないということなのです。HIVについても同様のことがいえます。すなわち、HCVやHIVに感染している患者のベッドを指定することは自己矛盾に陥ることになるのです。感染対策はすべての患者を感染症から守る必要があります。HCVやHIVに感染していない透析患者は守るが、感染している透析患者は守らないという感染対策は適切ではないのです。

Point HBVに感染している患者は特定のベッドで透析されなければならないが、HCVやHIVに感染している患者はどこで透析しても構わない。

透析患者は自分のベッドの位置をとても大切にしています。もちろん、感染対策において必要ならばベッドの移動の依頼を快く受けてくれると思いますが、有効でもないHCVやHIVのベッドの指定のためにベッドを移動してもらうことは適切な対応ではないのです。不必要にベッドを指定することは避けましょう。

[引用・参考文献]
1) CDC. Recommendations for Preventing Transmission of Infections Among Chronic Hemodialysis Patients. http://www.cdc.gov/mmwr/PDF/rr/rr5005.pdf
2) Favero MS, et al. Hepatitis-B antigen on environmental surfaces [Letter]. Lancet. 2 (7843), 1973, 1455.
3) Bond WW, et al. Survival of hepatitis B virus after drying and storage for one week [Letter]. Lancet. 1 (8219), 1981, 550-1.
4) Alter MJ, et al. Impact of infection control strategies on the incidence of dialysis-associated hepatitis in the United States. J Infect Dis. 153 (6), 1986, 1149-51.
5) Najem GR, et al. Control of hepatitis B infection: The role of surveillance and an isolation hemodialysis center. JAMA. 245 (2), 1981, 153-7.
6) Bukh J, et al. Genetic heterogeneity of hepatitis C virus: quasispecies and genotypes. Semin Liver Dis. 15 (1), 1995, 41-63.

11

血液曝露
ガイドライン群

The ultimate guide on how to use CDC guidelines

> **通称名** 血液曝露ガイドライン群
> **正式名称**
> ・医療従事者における感染制御のためのガイドライン，1998[1)]
> ・HBV、HCV、HIV の職業曝露への対応と曝露後予防のためのガイドライン 2001 [2)]
> ・慢性血液透析の患者における感染の伝播予防のための勧告，2001[3)]
> ・米国における B 型肝炎ウイルス感染の伝播防止のための包括的なワクチン接種戦略，2006[4)]
> ・医療従事者の B 型肝炎ウイルスの防御についての評価および曝露後対策のためのガイダンス，2013[5)]
> ・ヒト免疫不全ウイルスの職業曝露の対処のためのガイドラインおよび曝露後予防の推奨，2013[6)]
> ・ウイルス性肝炎：C 型肝炎の情報 [7)]

　血液媒介病原体には HBV、HCV、HIV があります。HBV については HBV ワクチンや HBs 抗体などの有無によって対応が異なります。HIV については曝露後予防としての抗 HIV 薬による介入が可能となっています。これらの対策は年月の経過とともに少しずつ変化しており、それに関するガイドラインやガイダンスも複数あります。ここでは血液・体液曝露対策の全体像を分かりやすくするため、ガイドライン群として取り上げました。

・医療従事者における感染制御のためのガイドライン，1998：医療従事者から患者へ、患者から医療従事者への病原体伝播の予防と感染性病原体をもった医療従事者の職務制限について述べているガイドラインです。
・HBV、HCV、HIV の職業曝露への対応と曝露後予防のためのガイドライン，2001：HBV、HCV、HIV が混入している血液や体液に職業曝露をした医療従事者への対応のための最新情報をコンパクトにまとめたガイドラインです。
・慢性血液透析の患者における感染の伝播予防のための勧告，2001：血液透析

患者のための感染予防について詳細に記述しているガイドラインです。特に血液媒介病原体である HBV、HCV、HIV について十分な説明をしています。

- 米国における B 型肝炎ウイルス感染の伝播防止のための包括的なワクチン接種戦略，2006：HBV 感染の危険性のある成人での HBV ワクチン接種を増やすための勧告を提供しているガイドラインです。特に、HBV 感染の危険性がある状況では、HBV ワクチンを接種することが推奨されています。
- 医療従事者の B 型肝炎ウイルスの防御についての評価および曝露後対策のためのガイダンス，2013：血液もしくは体液曝露の危険性のある医療従事者に HBV ワクチンを接種することを推奨しているガイダンスです。最後のワクチン接種の 1〜2ヵ月後に HBs 抗体を検査することを推奨しています。
- ヒト免疫不全ウイルスの職業曝露の対処のためのガイドラインおよび曝露後予防の推奨，2013：「HBV、HCV、HIV の職業曝露への対応と曝露後予防のためのガイドライン，2001」のなかの HIV の曝露対策を更新したガイドラインです。曝露対策の原則には変化はないものの、推奨される曝露後予防は変更されています。
- ウイルス性肝炎：C 型肝炎の情報：HCV 曝露後のフォローアップ検査として、HCV 抗体ではなく HCV RNA を優先して用いるように推奨しています。その結果、HCV 曝露後のフォローアップ期間は大きく短縮されました。

Point of View 1　いつまでも若くない！

中学生や高校生のとき、体育の授業や運動会などの 100m 走では全力疾走していました。このとき、走る前に「何秒で走れるだろうか？」とタイムのことばかり気にしていました。翌日の疲れなどまったく考えませんでした。そのころから何十年も経過した現在、100m 走で全力疾走せよと言われたら、「走ったあとに心臓発作を起こさないだろうか？」「明日には疲労は取れてい

るだろうか？」と身体の健康状態ばかり気にすることでしょう。若いときと若くないときでは体力も免疫力も大きく異なるのです。そのようなことはB型肝炎ワクチン（HBVワクチン）の世界でもいえることなのです。

［若い人はHBs抗体を獲得しやすい］[4]

　HBVワクチンは若いときに接種するとHBs抗体の獲得率が良好ですが、年齢とともに低下します。実際、HBVワクチンを3回（0、1、6ヵ月）接種すると、40歳以下の健康成人では1回目のあとに30〜50％の人で防御レベル（10 mIU/mL以上）のHBs抗体が得られます。そして、2回目接種後では75％、3回目のあとでは90％以上の人が獲得します。しかし、40歳以後の健康成人になると、3回目接種後の防御レベルの抗体獲得は90％以下まで低下し、60歳になると接種した人のわずか75％で防御レベルの抗体が得られるに過ぎません。年齢に加えて、ほかの宿主要因（喫煙、肥満、遺伝的因子、免疫抑制など）もワクチンへの反応を低下させています。

　やはり、病院に就職したとき、医学生や看護学生になったときのような若い時期にHBVワクチンを接種することはとても大切なことなのです。平成28（2016）年10月より、幼児への定期接種が始まりました[9]。このように全国民にHBVワクチンを接種しようという方針はとてもよいことと思いますし、免疫の獲得率も期待できると思います。

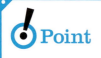

Point HBVワクチンは若いときに接種するとHBs抗体の獲得率が良好であるが、年齢とともにHBs抗体の獲得率は低下する。

Point of View 2　増税と一発屋芸人

　消費税の歴史をご存じでしょうか？ 1989年4月より税率「3％」で始まり

ました。1997年4月より「5%」、2014年4月より「8%」となり、現在（2018年）は「10%」を狙っての攻防が続いています。このように税率が増えることを「増税（tax boost）」といいます。増税は「物価を釣り上げる（boost prices）」のではないかと心配されますが、給料アップ（a boost in pay）すればいいのではないかと短絡的な発想の人もいるようです。

　この一連の文章のなかに「ブースト（boost）」が3回出てきました。ブーストは「押し上げる」「引き上げる」という意味です。良い意味（給料アップなど）でも悪い意味（増税など）でも使われています。「ブースト（boost）」は「好景気・急成長・ブーム（boom）」と「釣り上げる・立ち上がる（hoist）」の二つの単語が組み合わさってできたといわれています。ブームなんてよく使われる単語ですね。たとえば、お笑い業界で「一発屋芸人」とよばれる人々がいますが、彼らは爆発的なブ・ー・ム・（boom）を巻き起こし、すぐに忘れ去られてしまう芸人さんのことです。人気が低下しつつあっても、何かの出来事によって「ブースト（boost）」されれば、人気は再び上昇する

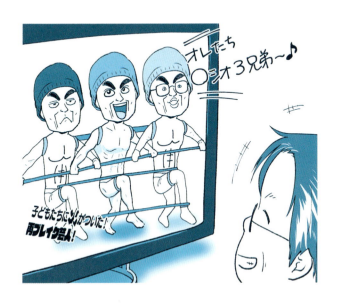

ことでしょう。

[HBV ワクチンのブースト] [4]

　HBV ワクチンも「ブースト」を期待して接種スケジュールが組まれています。HBV ワクチンは 3 回接種が必要です。通常は「0、1、6ヵ月」のスケジュールで接種されています。すなわち、1 回目接種してから 1ヵ月後に 2 回目を接種します。そして、3 回目接種は 1 回目から 6ヵ月が経過してから実施するというスケジュールです。

　1 回目と 2 回目の接種間隔を空けても免疫原性（抗原としての特性）にも最終的な HBs 抗体価にもほとんど影響しません。しかし、3 回目の接種は抗体価を最大にします。3 回目は主にブースターとして働いており、最大の長期防御を提供するのです（図1）。2 回目と 3 回目の接種間隔を空ければ空けるほど最終的な抗体価は高くなりますが、ワクチンに対する反応が遅い人では 3 回目が接種されるまでは HBV に感染する危険性が残ることになります。そのため、「3 回目は抗体価を増加させるために接種を遅らせたい」という免疫学的な希望と「3 回目を遅らせると、接種されるまでの免疫が不十分の期間が延長するので、その間に感染してしまう」という感染伝播の問

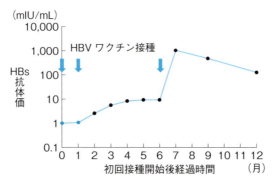

図1 HBs 抗体価の推移とブースター効果（イメージ）

（文献 8 を改変）

題の両者の均衡がとれた6ヵ月程度がちょうどよい接種タイミングということになります。すなわち、1年を経過してから3回目を接種してもよいのですが、その延長した期間はHBVに脆弱なままとなります。

> **Point** HBVワクチンの3回目接種はブースターとして機能している。

Point of View 3　HBVワクチンは昔取った杵柄

　ある認知症の高齢の男性は、認知症外来に奥様と一緒に定期的に受診していました。この方の認知症の症状はゆっくり進行していました。あるとき、主治医がこの男性が学生のころに囲碁をやっていたことに気づきました。相当強かったそうです。そこで、囲碁をすることを勧めたところ、碁会所に通うことになりました。この碁会所で、囲碁の強い方と手合せすることとなり

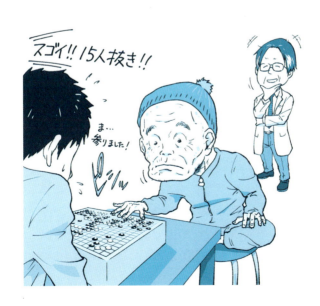

ました。この方は相手が認知症の高齢者なので、うまく立ち回らなければと思っていたそうです。ところが、囲碁が始まると、認知症の男性は妙手や絶妙手をビシバシと打ってくるのです。勝負はあっという間でした。もちろん、認知症の男性の勝ちです。まさしく「昔取った杵柄(きねづか)」といえます。この諺(ことわざ)は「嘗(かつ)てしっかりと身につけたことは、年月が過ぎても、そのことを体で覚えているので、昔のように上手にやることができる」という意味です。

[HBs 抗体価が低下しても大丈夫] [4]

　HBV ワクチンは「昔取った杵柄」の性格を強くもっています。ワクチンによって免疫が得られても、HBs 抗体は最初の 1 年で急速に低下し、それ以降はゆっくりと減少していきます。実際、抗体価が 10 mIU/mL 以上となった若年成人の 17〜50% は、接種後 10〜15 年経過すると感度以下まで低下します。しかし、HBs 抗体が 10 mIU/mL 未満に低下したとしても、ほとんどすべてのワクチン接種者は HBV 感染への抵抗力を保っているのです。

　ワクチンによって誘導された防御能維持のメカニズムは「抗原特異的な B および T リンパ球のクローンの選択的な増殖と分化を介した免疫記憶の保存」と考えられています。4〜23 年前にワクチンが接種されて HBs 抗体を獲得したにもかかわらず、時間の経過によって 10 mIU/mL 未満まで低下してしまった人にワクチンをブースター接種するとわずか 2〜4 週間後に 74〜100% の人で抗体が増加することが知られています。このようなデータはワクチン接種者の多くが免疫記憶を維持しており、HBV の曝露によって HBs 抗体を迅速に獲得することができることを示しているのです [4]。

　HBV に自然感染して急性 B 型肝炎を発症した場合、約 3 ヵ月の潜伏期のあとに肝臓酵素が上昇し、その 1〜2 ヵ月後に HBs 抗体が増加します。しかし、ワクチンによって HBs 抗体を獲得したことのある人が HBV に曝露した場合は 74〜100% の人において HBs 抗体は迅速（2〜4 週間）に増加します。すなわち、HBV の潜伏期が終わるころには体中に HBs 抗体が流れているということになるのです。CDC は「HBV ワクチンによって得られた HBs

抗体は年月の経過とともに減弱し、接種後8年以上経過すると約60％の人において検出されなくなる。しかし、肝炎や慢性感染に対する抵抗性は保たれるので、ブースターの必要はない」と勧告しています[1]。

Point HBVワクチンによって得られたHBs抗体は年月の経過とともに減弱し、接種後8年以上経過すると約60％の人において検出されなくなる。しかし、肝炎や慢性感染に対する抵抗性は保たれるので、ブースターの必要はない。

ただし、このような勧告は正常免疫の人々についての記述であり、透析患者では当てはまりません。透析患者は免疫不全であり、透析中には体外循環をしているため、周囲の人々の血液に曝露する危険性が高い環境にいます。そのため、透析患者はHBs抗体を獲得しても、HBVに対する防御能は抗体価が10 mIU/mL以下になった場合には維持されないのです。したがって、透析患者では、HBs抗体価が10 mIU/mL以下に低下した場合には追加接種が必要となります[3]。

Point 透析患者はHBs抗体が10 mIU/mL以下になった場合にはブースター接種をする必要がある。

Column

数学の天才少年

　ある街に数学の天才少年がいました。小学生なのですが、数学が得意でどんどん勉強してしまうのです。高校で習う微分・積分などはお手のものであり、大学で学ぶ多次元行列や複素数の行列、ベクトルの計算、行列式も簡単なのです。周辺の人々は才能を伸ばそうと協力し、将来はどのような学校に進学するのだろうと期待していました。

　この少年が中学校受験をすることとなりました。当然、簡単に合格するのだろうと周囲の人は思っていました。しかし、結果は不合格でした。彼は数学がとても得意なのですが、国語や理科などはまったく苦手だったからです。受験では試験に含まれるすべての科目で良好な成績をとらなければなりません。数学だけが得意であっても、ほかの教科の得点が足りなければ合格しないのです。感染対策もこれに似ています。

　すべての医療従事者にHBVワクチンを接種してHBs抗体を獲得しますが、月日の経過とともに抗体価は低下し、検査感度以下となってしまいます。CDCはそのようなときであっても追加接種は必要ないとしています。一度抗体が獲得されれば、以後の検査も必要ないといっています。すべてのスタッフに毎年、HBs抗体を検査し、低下すればHBVワクチンを接種するとなると、莫大なマンパワーと費用が費やされます。病院感染対策はHBV対策のみではありません。結核対策、麻疹や風疹対策、滅菌や消毒など数多い対策すべてを向上させなければなりません。HBV対策のみを徹底的に向上させても、ほかの感染症が発生してしまうことはぜひとも避けたいのです。B型肝炎ウイルスのみに興味のある人は、抗体が低下したら接種すべきではないかと心配するかもしれません。しかし、結核や麻疹などにも目を向けてほしいのです。総合的に感染対策を向上させることが重要であり、一部のみを突出して強化することは適切ではないのです。

Point of View 4 感染した医師は原因を思い起こすことができない

「記憶」と「思い出」の違いは何でしょう。40年ほど前に国会の証人喚問で「記憶にございません」を繰り返して回答した人がいます。証人喚問というのは、議院証言法という法律に基づいた制度で、国会から証言するように指示された人は、証言することを拒否できないことになっています。また、事実でないことをいえば、罪に問われるということです。記憶になければ証言する必要はないので、このような答弁になったのでしょうか？ いずれにしても、この証言以降、「記憶にございません」という言葉はしばらく流行しました。もし、これを「思い出にございません」などと回答したら、ピント外れの回答として、やはり、流行したことでしょう。

「記憶」は無機的なイメージですが、「思い出」は感情的な要素が入っています。また、「記憶」は忘れることができますが、「思い出」は忘れることができません。試験に合格するために必要なのは「記憶」であり、「思い出」ではありません。これが動詞「思い出す」「思い起こす」になると別のニュアンスを醸し出します。「思い出」は忘れられないイメージでしたが、「思い出す」「思い起こす」は忘れていたものが頭の中に蘇ってくるという意味です。これらは感情的な要素がなくなり、無機的なイメージが強まってきます。

[知らない間のHBV曝露][2)]

思い出せるか、思い出せないかということは血液曝露でも重要なことです。針刺ししたとか血液を浴びたということを覚えていれば、血液・体液曝露の対策が実施できます。しかし、曝露があったことを思い出せなければ何もできません。

針刺しなどの経皮的創傷はHBV伝播の最も効率のよい感染様式の一つですが、この曝露は医療従事者におけるHBV感染のほんの一部であると考え

られています。幾つかの研究によると、感染した医療従事者の1/3がHBs抗原陽性の患者をケアしたことを思い出すに過ぎません[10, 11]。病院におけるB型肝炎のアウトブレイクに関する調査によると、感染した医療従事者のほとんどは明らかな経皮的創傷を思い起こすことができませんでした[12, 13]。HBVは室温にて環境表面の乾燥血液の中で少なくとも1週間は生き続けることができることから[14]、このような経皮的創傷の既往のない医療従事者に生じたHBV感染は血液や体液が皮膚の引っ掻き傷、擦り傷、粘膜表面などに接触することによって、HBVが体内に侵入したことによるのかもしれません[15-17]。したがって、病院というハイリスクな環境で長時間勤務する医療従事者は「知らない間の曝露」から身を守るためにHBVワクチンを接種して、HBs抗体を獲得しておく必要があるのです。

 Point 針刺しなどの経皮的創傷は医療従事者でのHBV感染の原因の一部である。HBVが皮膚の引っ掻き傷や擦り傷などから体内に侵入することによって感染する可能性がある。

Point of View 5 コンサート入場までの道のりとHBVの針刺し対策

　超有名な音楽グループのコンサートがありました。あまりにも有名なのでコンサートチケットは即完売です。また、チケットを購入するには会員にならなくてはなりません。さらにチケットは何万円もするような高額なものでした。このコンサート会場にファンとして入場するためには、いくつかのパターンがあると思います（図2）。

　チケットを購入していなかったら、絶対に入場できません。そのため、売り場でチケットを購入しますが、このチケットは会員制なので会員になる必要があります。そうすれば難なく入場できます（ただし、チケットが残っていたらの話です）（図2：ルートA）。チケットがすでに購入されていた場合、それを会場の受付まで持参すれば、問題なく入場できます（図2：ルートB）。

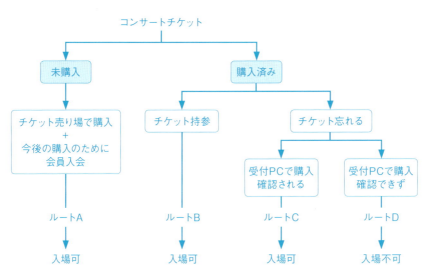

図2　コンサート会場への入場ルート

このパターンが最も混乱ないと思います。会場の入り口で揉めることもありません。

　時々、チケットを購入していたにもかかわらず、当日持参することを忘れてしまうことがあります。このようなことはよくあることです。憧れのグループのコンサートなので気持ちが舞い上がっています。どのような服装で行くべきかも必死で考えています。そのような極限の状況なのでチケットを持参することをうっかり忘れることがあるのです。このような場合、チケットを忘れたからといって、入場を諦めることはまずないでしょう。大金を払って購入したし、憧れのグループのコンサートです。絶対に入場したいのです。このようなトラブルが発生することは会場の入り口も予測済みです。彼らはコンピュータを使用して、購入歴を確認し、購入されていればチケットを忘れていても入場が許されるのです（ 図2：ルートC ）。ただし、ものすごく手間がかかるので、この入場ルートは避けていただきたいと思います。しかし、コンピュータで購入を確認できなければ、入場できないでしょう（ 図2：ルートD ）。これは諦めざるを得ません。本人が悪いのですから、次の機会にしていただきたく思います。

　このようなフローチャートがあれば、複雑なパターンでもスムーズに対応できます。HBVの曝露後の対応にもこのようなフローチャートがあります。

[HBVの曝露後の対応] [5]

　針刺しなどの血液・体液曝露が発生したときには、「医療従事者のHBVワクチンの接種歴とHBs抗体の獲得の有無」「患者のHBs抗原の有無」でフローチャートができ上がります（ 図3 ）。

　ワクチンが未接種の医療従事者が曝露した場合（ 図3：ルートA ）、患者がHBs抗原（＋）ならば感染する危険性が高いので、医療従事者にB型肝炎用免疫グロブリン（hepatitis B immune globulin, HBIG）を迅速に1回投与し、同時にHBVワクチンの接種（0、1、6ヵ月）を開始します。患者がHBs抗原（－）ならば、医療従事者がHBVに感染することはありません。

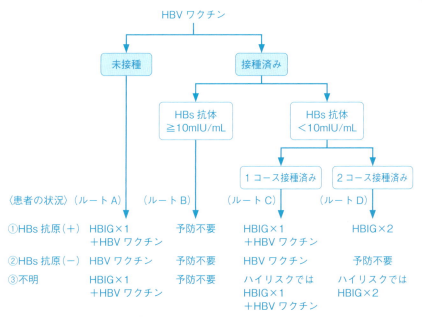

図3 HBVの針刺し対策

しかし、すべての医療従事者はワクチンを接種しているべきなので、ここで未接種の人を発見したチャンスを逃してはいけません。HBVワクチンの接種（0、1、6ヵ月）を開始します。廃棄ボックスに捨てられていた針での針刺しのように、曝露源の患者が不明な場合には、医療従事者にHBIGを迅速に1回投与し、同時にHBVワクチンの接種（0、1、6ヵ月）を開始します。

　ワクチン接種済みの医療従事者が針刺しした場合、HBs抗体が10 mIU/mL以上であれば（図3：ルートB）、曝露源の患者のHBs抗原の有無に関係なく、曝露後のHBV対応は必要ありません。曝露源の患者のHBs抗原を検査する必要もないのです。しかし、HBVワクチンを接種したにもかかわらずHBs抗体が10 mIU/mL未満の医療従事者がHBs抗原（＋）の患者の血液もしくは患者不明の血液（廃棄ボックスに捨てられていた針など）に曝

露したら対処しなくてはなりません。この場合、1コース（3回接種）のみしか終了していない場合（ 図3：ルートC ）、曝露後すぐに医療従事者にHBIGを1回投与し、HBVワクチンのコースを実施します（最初の3回接種を含めると合計6回の接種となる）。患者がHBs抗原（−）の場合は感染する可能性はありませんが、もう1コース（3回接種）を実施します。

2コース（6回接種）が終了したにもかかわらずHBs抗体が10 mIU/mL未満の場合（）、医療従事者がHBs抗原（＋）の患者の血液もしくは患者不明の血液に曝露したならば、HBIGを2回（曝露直後と1ヵ月後）投与します。すでに、2コースが接種されているにもかかわらず、HBs抗体を獲得できない人なのでHBVワクチンの3コース目は実施しません。したがって、患者がHBs抗原（−）ならば何もすることはないのです。どのルートであっても、HBVワクチンの1コースが接種された場合、そのコースの最後の接種後1～2ヵ月後にHBs抗体を検査します。

> **!Point** 医療従事者がHBVに曝露した場合、「医療従事者のHBVワクチンの接種歴とHBs抗体の獲得の有無」「患者のHBs抗原の有無」を確認し、適切な対応を実施する。この場合、HBVワクチンやHBIGが用いられることがある。

Point of View 6 選択肢は一つのほうがいい

　サンドイッチをカウンターで注文できる店が街のあちらこちらにあります。まず、パンから選ばなくてはなりません。フラットブレッドだとか、ハニーオーツだとか、セサミといったものから一つ選びます。その後、レタスやトマトなどの野菜を注文するのですが、多めとか少なめという条件も添えます。さらに、ドレッシングも選ぶのです。シーザーとかバジルなどいろいろあります。それだけではありません。トッピングも……。

　グルメの人や食べ物にうるさい人はこのような細々とした注文ができるのは嬉しいと思います。しかし、腹を空かせて、「何でもいいから、とにかく、胃袋に物を入れたい」と思っている人にとっては、あまりにも選択肢が多いので、耐えられないかもしれません。選択肢が一つしかなければ、それに指を差して、「これ！」と言えばいいからです。

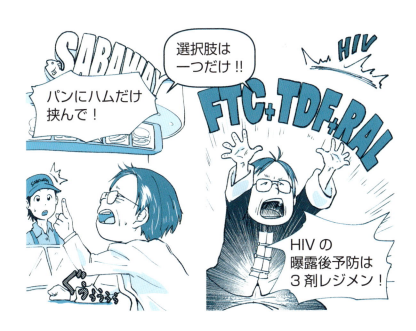

「亡羊の嘆」という諺があります。類義の諺として、「多岐亡羊」があります。これは「羊が一匹逃げたとき、大勢の者が追いかけたが、道がいくつも分かれていたために、取り逃がしてしまった」という意味です。方針がいくつもあって選択に迷うという意味で用いられています。時間的、精神的に余裕のあるときには選択肢が多くても構いません。しかし、余裕がまったくないときには選択肢は一つでいいのです。このように選択肢が二つあったものが一つになった感染対策があります。それはHIVの曝露後予防（postexposure prophylaxis, PEP）です。

[HIVの曝露後予防は1種類だけ！]

2013年9月、米国公衆衛生局（US Public Health Service）は「HIVの職業曝露の対処のためのガイドラインおよび曝露後予防の推奨」を公開しました[6]。これは2005年に公開されたガイドライン[18]の改訂版です。このなかで大きな変更点が二つありました。それは「PEPの薬剤レジメンの変更」と「曝露後のフォローアップ期間の短縮」です。2005年のガイドラインではPEPとして、2剤レジメン（2種類の抗レトロウイルス薬による治療のこと）が推奨され、リスクが高い場合に限って3剤レジメンが推奨されていました。3剤レジメンは2剤レジメンよりも副作用が強いので、3剤レジメンが副作用によって途中で中断されるよりも2剤レジメンを継続できたほうが有利と考えられたからです。すなわち、HIVに曝露したあとには二つの選択肢があったのです。

最近、毒性が少なくて内服に耐えられる薬剤が利用できるようになりました。その結果、3剤レジメンが推奨されることになったのです。これは選択肢が一つになったということになります。この場合、「エムトリシタビン（FTC）＋テノホビル（TDF）＋ラルテグラビル（RAL）」の3剤レジメンが推奨されました。FTCとTDFの合剤であるツルバダ®を用いても構いません。このレジメンは曝露者が内服に耐えることができ、抗ウイルス効果が強力であり、内服しやすく、薬剤の相互作用が少ないという利点があります。

また、妊婦にも用いることができます。

> **Point** HIVの曝露後予防は「エムトリシタビン（FTC）＋テノホビル（TDF）＋ラルテグラビル（RAL）」の3剤レジメンが推奨される。

　HIVに曝露したとき、PEPを開始すると判断したならば迅速に（2時間以内に）開始しなければなりません。実際、曝露があってから感染対策チームに連絡が入るまでには時間を要します。さらに、連絡が入ってから事情聴取するまでにも時間が必要です。内服開始の判断がなされてから薬を手に入れるまでに、さらに時間がかかります。そのような短時間でHIVに感染するリスクの程度を決定することは難しく、さらに、曝露後予防のレジメンにおいて2剤もしくは3剤のどちらを選択すべきかを決断することは困難なのです。このように、HIVの曝露後予防では選択肢が一つになったことは朗報なのです。

Point of View 7　なんでも短いほうがいい！

　国家試験がいよいよ明日になりました。たぶん、大丈夫だろうと思いますが、もしかしたら、覚えていないところが試験に出るかもしれません。心配でたまりません。そのような状況のなかで、もし、国家試験の全国の会場でコンピュータか何かに問題が発生し、試験が1週間延期となったらどう思いますか？　勉強しなければならない期間や心配しなければならない期間がさらに長期になります。精神衛生上、よくないと思います。試験後に予定していた旅行も中止、もしくは延期しなければなりません。ストレスのかかるような時間は短くしてほしいものです。

[HIVのフォローアップ期間は短めに！]

すでに述べたように、2013年9月にHIVの曝露後の対応が改訂され、HIV曝露後のフォローアップ期間が短縮されました。HIVに曝露したら「この曝露で自分はHIVに感染してしまうのであろうか？」などと心配します。また、HIVのフォローアップ期間は曝露した人の生活に制限（母乳を乳児に与えないなど）が与えられています。その心配やストレスのある期間が短縮されたのです。これは朗報です。

HIVの血液・体液曝露が発生したら、HIV抗体の陽性化を監視するためにフォローアップ検査を実施します。これまでは、曝露直後のベースライン検査のあと、6週間後、12週間後、6ヵ月後に検査が実施されてきました。しかし、HIV抗原/抗体の両者を測定できる第4世代HIVスクリーニング検査を用いるならば、HIV感染を早期に検出できるので、曝露後6ヵ月より早期にフォローアップを終了することができます。たとえば、曝露時、6週間後、4ヵ月後です。ただし、HIVおよびHCVの両方に感染している患者に曝露して、HCVに感染した医療従事者にはHIVのフォローアップを曝露後12ヵ月後まで延長することが推奨されます（図4）。

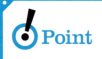

Point 第4世代HIVスクリーニング検査を用いるならば、HIVのフォローアップ検査は曝露後4ヵ月で完了してもよい。

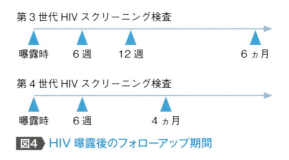

図4 HIV曝露後のフォローアップ期間

HIV スクリーニング検査のウインドウ期

HIV スクリーニング検査は進歩しており、現在は p24 抗原も同時測定しています。そのため、感染してから陽性を確認できるまでのウインドウ期は最短 17 日と短縮しました。HIV-1 RNA の核酸増幅検査（PCR 法）のウインドウ期は約 14 日です[19]（表1）。

表1 HIV スクリーニング検査のウインドウ期

HIV 検査	検査の対象	ウインドウ期
第1世代	HIV1-IgG	約 50 日
第2世代	HIV1/2-IgG	約 50 日
第3世代	HIV1/2-IgG+IgM	最短 22 日
第4世代	第3世代＋ HIV1p24 抗原	最短 17 日

[HCV のフォローアップ期間も短めに！]

2001 年、CDC はガイドラインで「HCV 陽性の曝露源の人に曝露した医療従事者には HCV 抗体および GPT のベースライン検査を実施し、4～6ヵ月後に再度フォローアップ検査を施行する。もし、HCV 感染を早期診断したいならば、HCV RNA 検査を 4～6 週間目に施行してもよい」と記述していました[2]。しかし、フォローアップ検査が HCV 抗体から HCV RNA に変更されたことによって、CDC はフォローアップの期間を「4～6ヵ月」から「3 週間以上」と大きく短縮したのです[7]。具体的には、医療従事者が HCV 感染患者の血液に曝露した場合、曝露後 48 時間以内に医療従事者の HCV 抗体を測定します。これは曝露の時点で医療従事者が HCV に感染していないことを確認するためです。HCV 抗体が陰性であれば、フォローアップして、曝露後 3 週間以上が経過した時点で HCV RNA を検査します。そこで

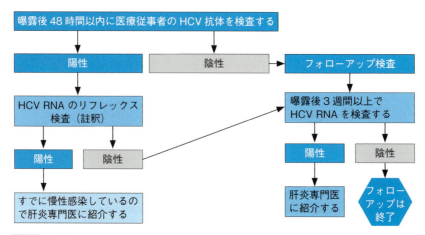

図5 針刺し損傷後の HCV フォローアップ

（註釈）HCV RNA のリフレックス検査（reflex testing）：検査室が HCV 抗体検査を実施し、その結果が陽性となった場合、同じ検体を用いて HCV RNA 検査を引き続き迅速に実施すること。

HCV RNA が検出されなければフォローは終了となります（**図5**）。

[引用・参考文献]
1) CDC. Guideline for infection control in health care personnel, 1998. http://www.cdc.gov/hicpac/pdf/infectcontrol98.pdf
2) Updated U.S. Public Health Service Guidelines for the Management of Occupational Exposures to HBV, HCV, and HIV and Recommendations for Postexposure Prophylaxis, 2001. http://www.cdc.gov/mmwr/PDF/rr/rr5011.pdf
3) CDC. Recommendations for preventing transmission of infections among chronic hemodialysis patients, 2001. https://www.cdc.gov/mmwr/preview/mmwrhtml/rr5005a1.htm
4) CDC. A comprehensive immunization strategy to eliminate transmission of hepatitis B virus infection in the United States, 2006. http://www.cdc.gov/mmwr/PDF/rr/rr5516.pdf
5) CDC. Guidance for evaluating health-care personnel for hepatitis B virus protection and for administering postexposure management, 2013. http://www.cdc.gov/mmwr/pdf/rr/rr6210.pdf
6) Kuhar DT, et al. Updated US Public Health Service guidelines for the management of occupational exposures to human immunodeficiency virus and Recommendations for postexposure prophylaxis. Infect Control Hosp Epidemiol. 34 (9), 2013, 875-92.
7) CDC. Viral Hepatitis: Hepatitis C information. https://www.cdc.gov/hepatitis/hcv/profresourcesc.htm
8) 飯野四郎. 組換え沈降B形肺炎ワクチン（酵母由来, HBX-R）の第三相試験成績. 薬理と治療. 15 (6), 1987, 2403-15.
9) 厚労省. B型肝炎ワクチンの定期接種が始まります！（ポスター）http://www.mhlw.go.jp/file/06-Seisakujouhou-10900000-Kenkoukyoku/0000134156.pdf
10) Callender ME, et al. Hepatitis B virus infection in medical and health care personnel. Br Med J. 284 (6312), 1982, 324-6.
11) Chaudhuri AK, et al. Hepatitis B virus infection in medical and health care personnel. Br Med J. 284 (6326), 1982, 1408.
12) Garibaldi RA, et al. Nonparenteral serum hepatitis: Report of an outbreak. JAMA. 220 (7), 1972, 963-6.
13) Rosenberg JL, et al. Viral hepatitis: an occupational hazard to surgeons. JAMA. 223 (4), 1973, 395-400.
14) Bond WW, et al. Survival of hepatitis B virus after drying and storage for one week. Lancet. 1 (8219), 1981, 550-1.
15) Francis DP, et al. Transmission of hepatitis B virus. Semin Liver Dis. 1 (1), 1981, 27-32.
16) Favero MS, et al. HepatitisB antigen on environmental surfaces. Lancet. 2 (7843), 1973, 1455.
17) Lauer JL, et al. Transmission of hepatitis B virus in clinical laboratory areas. J Infect Dis. 140 (4), 1979, 513-6.
18) Updated US Public Health Service Guidelines for the management of occupational exposures to HIV and Recommendations for postexposure prophylaxis. http://www.cdc.gov/mmwr/PDF/rr/rr5409.pdf
19) エイズ治療・研究開発センター：HIV感染症の診断. http://www.acc.ncgm.go.jp/doctor/diagnosis/010/diacrisis.html

12

インフルエンザワクチン推奨群

| 通称名 | インフルエンザワクチン推奨群 |
| 正式名称 | ワクチンによるインフルエンザの予防と制御 |

CDC はインフルエンザの予防と制御のための推奨を毎年更新しています。2004 年までは 3～5 月に更新していましたが、2005 年以降は 7～8 月に更新しています。このほかにもインフルエンザに関連する推奨やガイダンスが数多く公開されています。

Point of View 1　何でも割り勘がよい！

親と小学生の子どもが一緒に食事をしたら、お勘定は親が払うことになるでしょう。子どもが食事代を払うことはまずないと思います。それでは、夫婦が一緒に食事をした場合にはどうでしょうか？ おそらく、夫婦のどちらかがまとめて払うことでしょう。財布は同じですから。結婚前の男女が食事をしたらどうなりますか？ もし、彼が彼女の気を引きたいならば、おそらく彼が支払うことでしょう。では、友人同士で食事をしたら誰が払うことになるのでしょうか？ 多分、割り勘と思います。

どうして、このようなことになるのでしょうか？ 二人の人がいて、一緒に食事をして、そして、お勘定をするとき、片方がすべてを支払うこともあれば、割り勘になることもあるのです。これは二人の間の関連性に大きく左右されます。関連性が弱ければ、割り勘になり、強ければどちらかが払うことがあるのです。

［重症卵アレルギーとインフルエンザワクチン］

インフルエンザワクチンと卵アレルギーの関係はどうでしょうか？ 実は、「割り勘」なのです。関連性はないのです。インフルエンザワクチンにはご

く少量ですが、卵の成分が含まれています。そのため、過去には関連性があると思われていました。実際、卵アレルギーのある人にインフルエンザワクチンを接種すると、ショックなどの重篤な副反応が発生するのではないかと心配になり、接種を躊躇することが多かったのです。しかし、卵アレルギーとインフルエンザワクチンアレルギーは関連性がないので、重篤な卵アレルギーの人であっても、接種しても構わないのです（図1）。これについて、CDCは2段階（2012年と2016年）で勧告を強めました。

1段階目は2011年8月26日です[1]。このとき、CDCはインフルエンザワクチン接種を希望して受診した人が「自分は卵アレルギー」と申告した場合には「貴方は軽く調理した卵（スクランブルエッグなど）を食べることができますか？」と質問し、食べることができればワクチンを接種して構わないとしました。卵もしくは卵を含んだ食物を食べたあとに、蕁麻疹のみを経験したことがある人にも接種は可能としました。しかし、「心臓血管系変化（血圧低下など）」「呼吸苦（喘鳴など）」「胃腸症状（吐き気／嘔吐など）」「エピネフリンを必要とした反応」「救急治療を必要とした反応」を経験したことがある人については、専門家に相談しましょうとしたのです。これは、卵アレルギーの人のなかにインフルエンザワクチンアレルギーの人がいるかもしれないという前提に基づいた対応といえます。

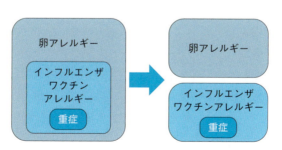

図1　卵アレルギーとインフルエンザワクチンアレルギー

卵アレルギーの人のなかにインフルエンザワクチンアレルギーの人が含まれているのではない。卵アレルギーとインフルエンザワクチンアレルギーは関連はない。

表1 卵アレルギーの人への接種についての勧告

①卵を食べたところ、蕁麻疹のみを経験した卵アレルギーの既往のある人には接種する。
②卵を食べたところ、蕁麻疹以外の症状（血管浮腫、呼吸困難、意識朦朧、繰り返す嘔吐など）を経験した人、エピネフリンなどの救急医療行為を必要とした人にも接種してもよい。ただし、ワクチン接種は重症アレルギー状態を認識かつ管理できる医療者によって監督されるべきである。
③インフルエンザワクチンを接種したところ、重篤なアレルギー反応を経験したことがある人にはワクチン接種は禁忌である（アレルギー反応の原因として疑われる成分のいかんにかかわらず、禁忌である）。

2段階目は2016年8月26日です[2]。このとき、CDCは卵アレルギーの人への接種についての勧告を のように修正しました。

もちろん、このような推奨はエビデンスに基づいたものです。そのようなエビデンスの一つに「4,172人の卵アレルギーの人（513人に重症アレルギー反応の既往あり）を含んだデータをレビューしたところ、3価不活化インフルエンザワクチンを接種してもアナフィラキシーは発生しなかった」というものがあります[3]。かなり強力なエビデンスと思いませんか？

> **Point** 重症卵アレルギーの人にもインフルエンザワクチンを接種してもよい。

このように米国では重症卵アレルギーの人にもインフルエンザワクチンを接種できるのですが、日本ではどうでしょうか？ 実は、日本においても、卵アレルギーの人にインフルエンザワクチンは禁忌ではないのです。正確にいうと、「接種要注意者」なのです。添付文書では、心臓・腎臓・肝臓・血液の疾患患者や呼吸器疾患の患者などが接種要注意者としてあげられており、鶏卵・鶏肉アレルギーの人も同様に接種要注意者となっています。これまで、私たちは肝硬変、リンパ腫、透析、慢性閉塞性肺疾患などの患者には注意深くインフルエンザワクチンを接種してきました。それと同様に卵アレルギーの人にも注意しながら接種してもよいのです。

過去には、インフルエンザに罹患すると重症化するような基礎疾患のある人であっても、卵アレルギーがあるということで、インフルエンザワクチンが接種されないことが数多くありました。すなわち、このような人々はインフルエンザワクチンの恩恵を受けることができなかったのです。しかし、今後は卵アレルギーの人でも注意深くワクチンを接種することによって、インフルエンザ合併症を回避すべきなのです。

> **Point**　日本においても、卵アレルギーの人にはインフルエンザワクチンは禁忌ではない。注意しながら接種すればよい。

Point of View 2　母から子どもへの0歳のプレゼント

　子どものお誕生日やクリスマスなどでは母親から子どもにプレゼントが渡されることがあります。幼児では熊のぬいぐるみなど、小学生ではプラモデルや人形などがプレゼントされるかもしれません。もちろん、問題集や参考書などをプレゼントする母親もいるかもしれませんが、子どもからは歓迎されないことと思います。しかし、本当に子どもの将来を思えば問題集であってもよいかもしれません。

　子どもへの最初の誕生日のプレゼントは1歳になったときです。しかし、本当の誕生日は生後0日のはずです。生まれた当日が「真の誕生日」なのです。この日にはぜひとも母親から赤ちゃんにプレゼントを渡してほしいのです。しかし、あまりにも幼いので、プレゼントを与えても理解されません。それならば何もしなくてもよいのでしょうか？　そうではありません。

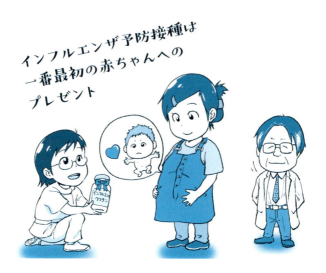

[母親から新生児への最大のプレゼントは免疫である]

　生後6ヵ月未満の幼児がインフルエンザに罹患することはぜひとも避けたいものです。しかし、余りにも幼すぎて、インフルエンザワクチンを接種できません。それではどうすればよいのでしょうか？　それは、妊娠中に母体に接種しておいて、免疫を強化し、胎盤を介して胎児に抗体を届けることによって出生後の新生児を守るのです[4]。そのために、妊婦にはぜひともインフルエンザワクチンを接種してほしいのです。

　実際、母体にインフルエンザワクチンを接種すると、生後6ヵ月未満の乳児がインフルエンザに罹患することが63%減少します。そして、母親および乳児の有熱性呼吸器疾患を約1／3に減らすことができるのです。母体への接種による母子移行抗体は乳児に相当有益なのです。

> 妊婦にインフルエンザワクチンを接種して免疫を増強させ、母子移行抗体によって乳児をインフルエンザから守ることが大切である。

　妊婦へのインフルエンザワクチン接種が推奨されるのには、ほかにもいくつかの理由があります。一つ目は、妊婦はインフルエンザに罹患すると重症合併症を併発するハイリスクな集団であることです。妊婦は心拍数や酸素消費が増加しています。また、横隔膜が子宮によって押し上げられているので、肺気量が低下しています。免疫能も変化しているのです。確かに、多くの妊婦はインフルエンザに罹患しても、合併症なく経過しますが、一部の妊婦では急速に進行して、肺炎などの二次合併症を併発することがあるのです。また、自然流産や早産も報告されています。

> 妊婦はインフルエンザに罹患すると重症合併症を併発するハイリスクな集団である。

　二つ目は、妊婦がインフルエンザに罹患したときに被害を受けるのは妊婦のみではなく、胎児にもダメージが与えられることです。実際、妊娠前期の妊婦が高熱を呈すると、胎児の神経管閉鎖障害の危険性が2倍になり、そのほかの出生異常を引き起こすことが知られています。そして、出産時の母体の高熱は新生児期・発達期での問題（新生児痙攣、脳症、脳性麻痺、新生児死亡など）の危険因子となっているのです[5,6]。

> 胎児の神経系は母体の高熱によってダメージを与えられることがある。

表2 インフルエンザワクチン接種による胎児への影響についてのエビデンス

　妊婦2,000人以上を対象としたインフルエンザワクチンの研究によって胎児への影響の心配はないことが明らかにされた[4]。2000年〜2003年に、米国では推定で200万人の妊婦がインフルエンザワクチンを接種されたが、この期間に有害反応が報告されたのは、わずか20人に過ぎなかった[7]。そのほとんどが接種部位反応、発熱、頭痛、筋肉痛などであり、流産は3件のみの報告であった。そして、その流産もまた、ワクチンは関連しなかったという結論であった。

　このように、妊婦へのインフルエンザワクチン接種には有益性があるにもかかわらず、副反応によって胎児に悪影響が出るのではないかと心配する人がいるのも事実です。このような人々を安心させることも大切です。そのためのエビデンスの一つに **表2** があります。

> **Point** 妊婦にインフルエンザワクチンを接種しても胎児には悪影響はない。

Point of View 3　二兎を追う者は一兎をも得ず

　私が幼稚園のころの話です。夏のある日、母親にアイスクリームを買ってもらいました。とても美味しそうでした。3歳年下の妹も別の色のアイスクリームを買ってもらいました。それも美味しそうでした。一口食べさせろと妹に迫ったところ、妹が嫌がりました。さらに迫ったときに、自分のアイスクリームの大半が崩れて、道路に落ちてしまったのです。妹のアイスクリームを少し食べてやろうと欲張ったため、自分の大切なアイスクリームの大半を失ったのです。このとき、母親に「二兎を追う者は一兎をも得ずね！」と言われたことを今でも鮮明に覚えています。食べ物の恨みは一生心の傷として残るのです。

　「二兎を追う者は一兎をも得ず」というのは「欲を出して同時に二つのこ

とをうまくやろうとすると、結局はどちらも失敗すること」という意味です。一つで十分であるにも拘わらず、もう一つなどといっていると結局一つも得ることができないことがあるのです。小児へのインフルエンザワクチンの2回接種はこれに近いものがあります。

［小児へのインフルエンザワクチン］

　子どもにインフルエンザワクチンを接種させるためには、親が一緒に受診する必要があります。そのためには、仕事を休まなければなりません。特に、2回接種が必要といわれると、仕事も2回休まなければならなくなります。昔のように専業主婦の割合が多い時代であれば、2回接種は問題なかったかもしれません。しかし、現在は共働きの家庭が多いのでそうはいきません。実際、1980年は全世帯における専業主婦世帯の割合が64.5%であったものが、2015年は38.2%に減っています[8]。

　そうすると、子どもにインフルエンザワクチンを接種するかどうか迷っている夫婦の会話は「2回接種しなければ意味がないならば、もうやめてしまえ！」となってしまうのです。2回接種では費用も2倍必要となるので、接種しないことは経済的に有利になります。このような事態を防ぐために、子どもであっても1回接種を推奨するほうが、全体的な接種率は増加するのではないでしょうか？　そうすれば、夫婦の会話は「1回のみの接種ならば、1日仕事を休めばいいだけだから、接種しようか！」というようになることでしょう。

　日本では生後6ヵ月～13歳未満の小児には一律に2回接種が実施されていますが、CDCは複数の研究からのエビデンスに基づいて、生後6ヵ月～8歳へのインフルエンザワクチン接種について、下記のように推奨しています[9]（ 表3 、 図2 ）。

表3 生後6ヵ月～8歳の小児へのインフルエンザワクチン

- 生後6ヵ月から8歳までの小児がインフルエンザワクチンを接種する場合、生まれて初めての接種シーズンであれば、少なくとも4週間を空けて2回の接種を行う。
- 過去に、2回以上の接種（少なくとも4週間を空ける）が実施されていれば、1回のみの接種でよい。この2回の接種は必ずしも、同じシーズンもしくは連続したシーズンでの接種である必要はない。
- 過去に2回以上の接種を受けていなければ、2回の接種が必要である。この場合、少なくとも4週間以上を空けて接種する。

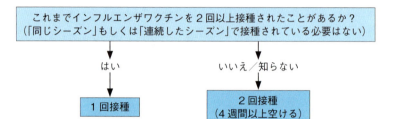

図2 生後6ヵ月～8歳の小児へのインフルエンザワクチン

（文献9より改変）

Point 小児であってもインフルエンザワクチンは1回接種でよい。ただし、生まれて初めての接種シーズンでは2回接種する。

[引用・参考文献]
1) CDC. Prevention and control of influenza with vaccines: Recommendations of the Advisory Committee on Immunization Practices (ACIP), 2011. http://www.cdc.gov/mmwr/pdf/wk/mm6033.pdf
2) CDC. Prevention and control of seasonal influenza with vaccines : Recommendations of the Advisory Committee on Immunization Practices — United States, 2016-17 Influenza Season. http://www.cdc.gov/mmwr/volumes/65/rr/pdfs/rr6505.pdf
3) Des Roches A, et al. Public Health Agency of Canada/Canadian Institutes of Health Research Influenza Research Network. Egg-allergic patients can be safely vaccinated against influenza. J Allergy Clin Immunol. 130 (5), 2012, 1213-6.
4) CDC. Prevention and control of seasonal influenza with vaccines: Recommendations of the Advisory Committee on Immunization Practices — United States, 2013-2014. https://www.cdc.gov/mmwr/pdf/rr/rr6207.pdf
5) CDC. Pregnant women & influenza (Flu). https://www.cdc.gov/flu/protect/vaccine/pregnant.htm
6) ACIP Recommendations and Pregnancy (Flu). https://www.cdc.gov/vaccines/pregnancy/hcp-toolkit/acip-recs.html
7) Pool V, et al. Safety of influenza vaccination during pregnancy. Am J Obstet Gynecol. 194 (4), 2006, 1200, author reply 1201.
8) 厚生労働省. 平成28年版厚生労働白書―人口高齢化を乗り越える社会モデルを考える―. http://www.mhlw.go.jp/wp/hakusyo/kousei/16/backdata/02-01-01-03.html
9) CDC. Prevention and control of seasonal influenza with Vaccines: Recommendations of the Advisory Committee on Immunization Practices—United States, 2018-19 Influenza Season. https://www.cdc.gov/mmwr/volumes/67/rr/pdfs/rr6703a1-H.pdf

著者略歴

矢野邦夫
浜松医療センター 副院長 兼 感染症内科長

略歴

1981年 3月	名古屋大学医学部卒業
1981年 4月	名古屋掖済会病院
1987年 7月	名古屋第二赤十字病院
1988年 7月	名古屋大学第一内科
1989年12月	米国フレッドハッチンソン癌研究所
1993年 4月	浜松医療センター
1996年 7月	米国ワシントン州立大学感染症科エイズ臨床短期留学
	米国エイズトレーニングセンター臨床研修終了
1997年 4月	浜松医療センター感染症内科長（現職）
1997年 7月	同上　衛生管理室長（現職）
2008年 7月	同上　副院長（現職）

医学博士、浜松医科大学　臨床教授、産業医
インフェクションコントロールドクター、感染症専門医・指導医、抗菌化学療法指導医、
血液専門医、日本輸血学会認定医、日本内科学会認定医、日本エイズ学会認定医・指導医
日本感染症学会、日本環境感染学会　評議員

著書

ねころんで読めるCDCガイドラインシリーズ、ねころんで読める抗菌薬シリーズ（メディカ出版）、エビデンスに基づいた抗菌薬適正使用マニュアル（メディカ出版）など多数

You Can Do it！
CDC ガイドラインの使い方　感染対策
―誰でもサッとできる！

2019年2月25日発行　第1版第1刷

著　者　矢野　邦夫

発行者　長谷川　素美

発行所　株式会社メディカ出版
　　　　〒532-8588
　　　　大阪市淀川区宮原3-4-30
　　　　ニッセイ新大阪ビル16F
　　　　https://www.medica.co.jp/

編集担当　井奥享子
装　　幀　創基　市川　竜
本文イラスト　小玉高弘
組　　版　株式会社明昌堂
印刷・製本　株式会社シナノ パブリッシング プレス

© Kunio YANO, 2019

本書の複製権・翻訳権・翻案権・上映権・譲渡権・公衆送信権
(送信可能化権を含む)は、(株)メディカ出版が保有します。

ISBN978-4-8404-6854-1　　Printed and bound in Japan

当社出版物に関する各種お問い合わせ先（受付時間：平日9：00～17：00）
●編集内容については、編集局 06-6398-5048
●ご注文・不良品（乱丁・落丁）については、お客様センター 0120-276-591
●付属の CD-ROM、DVD、ダウンロードの動作不具合などについては、
　デジタル助っ人サービス 0120-276-592